# HISTOIRE

## DE LA

# MUSCULATION IRRÉSISTIBLE

## OU

## DE LA CHORÉE ANORMALE,

PAR

LE DOCTEUR ROTH.

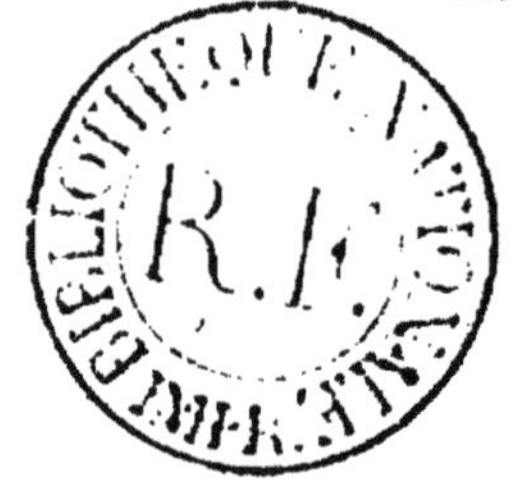

*Peu de phrases, beaucoup de faits*

## PARIS,

**J.-B. BAILLIÈRE, RUE HAUTEFEUILLE, 19.**

LONDON, H. BAILLIÈRE, REGENT STREET, 219.

1850.

Imprimerie de Cosson, rue du Four-Saint-Germain, 47.

L'Académie nationale de médecine avait mis la
chorée au concours de l'année 1849 pour le prix Ci-
vrieux. M'occupant depuis longtemps des maladies
du système locomoteur, j'ai entrepris de traiter ce
sujet intéressant. Mais mon plan était conçu sur une
si vaste échelle, que l'heure de déposer le manuscrit
est arrivée avant que j'eusse pu terminer mon travail. Quoique inachevé, mon mémoire, soumis à la
commission de l'Académie, a été jugé digne d'une
médaille à titre d'encouragement; qu'elle me per-

mette de saisir cette occasion de lui témoigner mes sentiments de reconnaissance.

Pour compléter mon œuvre, bien des années me seront encore nécessaires. J'y consacre tous mes loisirs, désirant la rendre vraiment digne des progrès de la science. En attendant, je ne puis résister à la tentation d'en détacher un fragment, que je soumets à l'appréciation bienveillante des savants. Je compte avec d'autant plus de raison sur leur indulgence, que cette partie de mon mémoire traite des questions qui jusqu'à présent n'ont encore été abordées par personne.

# TABLE ANALYTIQUE.

FIN DE LA TABLE.

# HISTOIRE

## DE LA

# MUSCULATION IRRÉSISTIBLE

### OU

## DE LA CHORÉE ANORMALE.

## HISTOIRE DE LA CHORÉE JUSQU'A SYDENHAM.

### I. — Légende de saint Guy.

Désigner une maladie par le nom d'un saint n'avait rien d'extraordinaire dans le moyen âge. Ainsi l'épilepsie s'appelait *morbus sancti Valentini*, la syphilis *morbus sancti Dyonisii*, les ulcères des jambes et des pieds *pœna sancti Quirini*, l'érésipèle *ignis sancti Antonii*, etc. Sans nous arrêter à ces dénominations si diverses, contentons-nous de rechercher ici l'origine de ce nom bizarre de *danse de saint Guy*.

Pour arriver à la solution du problème, il est nécessaire de nous enquérir d'abord de la vie de ce saint et des raisons pathologiques ou thérapeutiques qui ont pu lui mériter l'honneur de donner son nom à une maladie. Nos recherches, à ce sujet, ne nous ont fourni que ces renseignements peu satisfaisants.

Saint Vite ou Guy était né en Sicile. Il était jeune encore lorsque les persécutions le forcèrent à s'éloigner de son pays natal, en compagnie de Modeste et de Crescence. Ses prières délivrèrent la fille de Dioclétien du démon qui l'obsédait. L'empereur reconnaissant voulut le contraindre à abjurer le christianisme, et, sur son refus, il le fit jeter dans un cachot avec ses compagnons , puis livrer aux bêtes du cirque ; mais au lieu de les déchirer, les lions se mirent à leur lécher les pieds ; ce que voyant, l'empereur ordonna de les étendre tous trois sur un gril ardent. Une dame du nom de Florentia recueillit leurs ossements et les conserva embaumés (1).

Comment ces reliques arrivèrent-elles à Saint-Denis ? Ce serait trop long à raconter. Il suffira de dire qu'elles restèrent dans la célèbre abbaye jusqu'en 826, et qu'à cette époque, elles commencèrent à acquérir de la réputation. Sous le règne de Louis-le-Débonnaire, elles furent transférées en grande pompe à Corbie, en Saxe, où elles doivent avoir fait de nombreux miracles et opéré une foule de guérisons (2).

Dans la liste des malades qu'elles guérirent si miraculeusement, on trouve beaucoup de paralytiques, d'aveugles, de sourds, de muets ; mais on ne remarque aucune maladie qui se rapproche, même de loin, de celle que l'on désigne aujourd'hui sous le nom de danse de saint Guy. On ne peut donc admettre, comme quelques auteurs l'ont prétendu , que cette maladie a été ainsi nommée parce que saint Guy en avait été lui-même attaqué. D'autres pensent, sans plus de raison , que l'on invoquait ce saint parce qu'on le regardait comme la cause de cette maladie. C'est donc un point bien établi pour nous, dans l'histoire de cette maladie,

(1) Acta sanctorum. Junii , t. II, p. 1013. Antwerpiæ. 1698. De sanctis martyribus siculis Vito , Crescentiâ et Modesto. Bibliothèque nationale de Paris . M. 299.

(2) Witichindi. Annalium libri tres. Francof. 1521, p. 140 – 144 — G.-H. Pertz, Monumenta Germanorum historica scriptorum. Hanov. 1829, t. II, p. 580.

que saint Guy est parfaitement innocent et du mal et de sa guérison, et que le nom lui-même de la maladie, nous le prouverons plus tard, est d'origine non pas chrétienne, mais mahométane.

## II. — Médecins grecs, romains, et arabes.

Laissons pour le moment cette controverse de côté ; nous aurons l'occasion d'y revenir en étudiant les épidémies de danse de saint Guy qui ont régné, dit-on, dans le moyen âge. Ouvrons l'histoire de la médecine et voyons si dans les livres des grands maîtres de l'antiquité, il ne se trouve pas décrite quelque maladie analogue à la danse de saint Guy actuelle. Nos 1 cherches ont été faites avec soin, mais malheureusement couronnées de peu de succès.

Malgré toute notre vénération pour *Hippocrate* (1), nous ne pouvons partager l'opinion des auteurs qui, de quelques passages isolés, veulent conclure que ce grand médecin a connu la danse de saint Guy. Les passages sur lesquels ils s'appuient ne présentent pas autre chose que la description d'une paraplégie ordinaire, avec perte totale du sentiment et du mouvement, phénomème qui ne s'observe jamais dans la danse de saint Guy. Voici le texte d'Hippocrate :

« At vero si spinalis medulla aut et casu, aut aliqua quapiam externa causa, aut sua sponte laborat, et crurum impotentiam facit, ut ne tactum quidem percipiat aeger, et ventris et vesicae, adeo ut ne primis quidem diebus stercus aut

(1) Prœdictorum liber II, edit. Kühn, t. I, p. 211 ; edit. Linden, t. I, p. 506 ; edit. Fœsius, t. I, p. 101 ; edit. Charterius, t. VIII, p. 820.

urina nisi coacte reddatur. Quodsi morbus inveteraverit, et stercus et urina aegro inscio prodit, tandemque non longo post intervallo perit. »

Le passage de *Galien* (1) où il décrit, sous le nom de *scélotyrbe*, une espèce de paralysie des membres inférieurs, s'appliquerait déjà mieux, toutefois avec un peu de bonne volonté, à notre danse de Saint-Guy, si cette maladie n'attaquait que les extrémités inférieures ; mais comme ce n'est pas le cas, nous devons repousser l'assertion que cette maladie était connue de Galien. Il s'exprime de la manière suivante :

« Scelotyrbe quasi cruris turbam vel perturbationem dicas species est resolutionis, qua errectus ambulare homo non potest, et latus alias in rectum, quandoque sinistrum in dextrum, nonnunquam dextrum in sinistrum circumfert, interdum quoque pedem non attollit sed atrahit, veluti illi qui magnos clivos ascendunt. »

On doit s'étonner d'autant plus de ce que des médecins ont pu confondre le scélotyrbe de Galien avec la danse de saint Guy, que *Pline* (2) a décrit cette espèce d'affection comme une stomacace ou un scorbut.

Les écrits de tous les autres médecins de la Grèce et de Rome ne nous offrent, pas plus que ceux d'Hippocrate et de Galien, le moindre indice d'où l'on puisse conclure qu'ils auraient eu connaissance d'une maladie semblable à la danse de saint Guy.

C'est dans les écrits d'un médecin de l'école arabe, *Abul*

(1) Definitiones medicæ Jona philologo interprete in Galeni opera omnia. Basileæ, 1529, edit. Cratam, p. 546. D.

(2) Plinii secundi historiarum, lib. xxxvii. Parisiis, apud Joannem Petit, 153?, fol. lib. xxv, cap. iii, p. 451.

*Hasem Chalaf ben abas Alzaharavi* (1), vivant à Alzahra, près de Cordoue, l'an 500 de l'hégire (1,100 de l'ère chrétienne), que l'on rencontre pour la première fois une légère trace qui semble annoncer que cette maladie ne lui était pas inconnue. Dans le chapitre XXI de son livre *Allasrif*, il parle, en effet, de mouvements involontaires qui se produisent soit dans une ou plusieurs parties du corps, soit dans le corps tout entier. Dans le premier cas, il désigne ces mouvements sous le nom d'*Alcazar;* dans le second, sous celui d'*Alsara*.

### III.—Médecins de la renaissance.

Le plus ancien document historique que nous connaissions, c'est une observation du médecin florentin, *Antonius Beniveni* (2), (né en 1442, mort en 1503). Il s'exprime en ces termes:

« Puerum vidimus et curavimus qui cum nullo modo quiescere posset, sed ita, semper hinc inde temerario quodam impetu, et inordinato motu ferretur, ut etiam stare volens iterum titubaret et caderet. Quœsitum est a medicis quœnam esset abdita causa hujus mali quod illi distensionem cum saltu putabant. Sed cum nullam prorsus aliam invenirent quam timorem, in quem paucis ante diebus puer, ipse nescio quam ob rem incidisse dicebatur, idoneis secundum hanc rationem medicamentis puerum curare cœperunt : quæ cùm nihil omnino proficerent, et in nostras tandem devenis-

(1) Alsaharivii qui vulgo dicitur Acararius, liber theoricæ nec non practicæ. Augustæ Vindelicorum, 1519, cap. xxv et xxvi, fol. 32. Bibl. nat. T. 110.

(2) Autoni Benevenii libellus de abditis nonnullis ac mirandis morborum et sanationum causis. Basileæ, apud Andream Cratandum, 1529, in-8°. Observ. 92, p. 289. Biblioth. nation. T. 2001.

set manus, deprehensa statim morbi causa quam solos lumbricos esse præsensimus usque adeo ad hoc malum propulsandum facilem et expeditum aditum habuimus, ut hac sola intentione curatus puer ad pristinam brevi regressus sit valetudinem. »

De ce document précieux on peut donc tirer les conclusions suivantes :

1° La maladie que nous appelons aujourd'hui danse de saint Guy était déjà connue vers la fin du xvᵉ siècle.

2° Elle ne portait pas encore le nom de danse de saint Guy, qu'elle ne reçut que plus tard, et les médecins n'avaient point de nom pour la désigner.

8° Dans le xvᵉ siècle, comme encore aujourd'hui, des cas de cette maladie se présentaient en Italie, et l'opinion d'un grand nombre de médecins vivants, que cette maladie est propre aux pays froids, qu'elle ne se rencontre jamais dans les climats chauds, n'est nullement fondée.

Si Beniveni nous décrit le premier une affection caractérisée par des mouvements involontaires sans appliquer le nom de chorée à la maladie qu'il présente ; un de ses contemporains, au contraire, parle de la chorée sans en donner la description. *Paracelse* (1), né en 1493, mort en 1541, est le premier médecin dans les écrits duquel on rencontre l'expression de *chorea sancti Viti* ou *vitista*. On doit regretter vivement qu'il n'ait pas jugé à propos de décrire cette maladie. Tout ce que l'on peut conclure avec certitude de ce qu'il dit, c'est qu'il appliquait ce nom à une affection consistant en danses involontaires. Or, comme il nomme aussi cette maladie *men-*

(1) Opera omnia. Edit Geneve, 1658, vol. 1, p. 117 et p. 578.

*taphora*, il est permis de croire qu'il a voulu désigner plutôt une affection mentale que les mouvements involontaires des muscles qui caractérisent notre chorée. Il admet trois espèces de chorée :

1° *Chorea meretricum seu lasciva*, où nous croyons reconnaître une espèce de nymphomanie.

2° *Chorea imaginativa*, paraissant être une maladie simulée par l'imposture.

3° *Chorea naturalis sive coacta*, qui nous semble n'être autre chose qu'une aliénation mentale accompagnée de rires.

Que nous nous trompions ou non, on voit qu'il est impossible de déterminer avec certitude quelle espèce de maladie Paracelse entendait désigner par ces mots de *chorea sancti Viti*, qu'il a employés le premier ; car si l'affection à laquelle cette dénomination est appliquée aujourd'hui avait été connue de son temps sous le nom de chorée de saint Guy, nul doute que Beniveni, son contemporain, ne se fût servi de cette expression, et qu'il n'eût pas été embarrassé de donner un nom à la maladie qu'il a décrite.

Quoi qu'il en soit, nous ne pouvons nous dispenser de raconter quelle singulière origine Paracelse attribua à la *vitista*.

La première personne qu'attaqua cette maladie fut une dame *Troffea*. Elle avait une humeur fort bizarre. Lorsque son mari lui ordonnait de faire quelque chose qui lui déplaisait, elle contrefaisait l'insensée, feignait une maladie, et prétendait qu'il lui était impossible de résister à l'envie de danser et de sauter. C'est qu'elle savait que rien n'était aussi insupportable à son mari que la danse. Elle pirouettait, gambadait, chantait, tremblait de tous ses membres, et finissait par s'endormir. A la vue de ces fourberies d'autres femmes les imitèrent, l'une les enseignant à l'autre. Il en résulta donc que l'on prit cette ruse pour une maladie. On voulut connaître la cause de cette maladie, et l'on crut devoir l'attribuer au dieu *Magor*. Plus tard on substitua saint Guy à la divinité païenne.

Cette fable nous apprend que la chorée actuelle, qui attaque de préférence les enfants, n'est assurément pas la même maladie que celle que Paracelse désigne sous le nom de Vitista.

Ce qui ne permet de conserver à cet égard aucune espèce de doute, c'est que *Conrad Gessner*, (1) qui naquit en 1516, et mourut en 1565, et qui vécut par conséquent à peu près à la même époque que Paracelse, nous raconte que de son temps on appelait chorea sancti Viti les convulsions qui se déclaraient chez les personnes mordues par des chiens enragés.

*Éraste* (2) né en 1524, mort en 1583, relate aussi plusieurs cas appartenant certainement à la chorée actuelle, sans leur appliquer le nom de chorea sancti Viti, parce que cette espèce de maladie était alors considérée comme une épilepsie.

Nous ne devons pas enfin passer sous silence la mention qu'un médecin piémontais du commencement du xviᵉ siècle, nommé *Pierre Bayro* (3) fait de *palpitatione sive sal*

(1) Historia animalium, Tiguri, 1551, in-fol., p. 197, de cane, littera G.

(2) Thomas Erastus, comitis montani vicentini, novi medicorum censoris quinque librorum, de morbis nuper editorum viva anatome. Basileæ, 1581, pars 2, p. 193. Bibl. nat. T. 741.

(3) Petri Bayri, Taurinensis, de medendis corporis malis, quod vulgo venimcum vocant Enchiridion. Lugduni, 1561, lib. ii, cap. 21, p. 70.

*tuosa in membrorum dispositione*, sans en donner aucune description détaillée, et sans lui appliquer le nom de chorea sancti Viti.

Nous croyons pouvoir répéter avec une entière conviction que jusqu'au milieu du xvi° siècle les maladies désignées sous le nom de chorea sancti Viti n'étaient pas notre chorée, et que l'affection que nous appelons aujourd'hui chorée recevait un tout autre nom des médecins de cette époque.

### IV.—Les compilateurs du XVI° siècle.

Dans la seconde moitié du xvi° siècle, nous trouvons un plus grand nombre d'écrivains qui s'occupent de cette maladie, mais de la description qu'ils en donnent, il résulte une preuve nouvelle que la chorea sancti Viti de ce temps n'était pas notre chorée.

Le premier dont nous ayons à parler est *Schenk de Graffenberg* (1) né en 1530, mort en 1598. Un chapitre de ses observations, le seul qui nous intéresse, porte pour titre : *Rara et horrenda cum apud veteres tum recentiores insaniæ species, qua correpti miro saltandi furore agitantur, undè sancti Viti chorea nomen invenit.* On y lit que, du temps de ses aïeux, une espèce particulière de folie avait régné en Allemagne. Cette maladie attaquait principalement les ouvriers sédentaires des basses classes. On voyait des tailleurs, des cordonniers, des paysans abandonner leurs travaux, saisis d'une terrible fureur dansante, s'assembler en certains lieux et danser sans répit, jusqu'à perdre haleine si on ne les

_______

(1) Observationum medicarum rararum, novarum, admirabilium et monstruosarum tomus I, p. 216—223. Francofurti, 1600. In-8°.

empêchait de vive force. Quelquefois cette fureur allait si loin que, si l'on ne s'opposait pas à leurs violences, quelques-uns se brisaient la tête contre des pierres, ou, tout en dansant, se précipitaient dans les rivières où ils trouvaient la mort. Cette espèce de démence s'appelait chorea sancti Viti,

Comme ces furieux assuraient que la musique les soulageait, l'autorité se vit obligée de payer des timbaliers et d'autres musiciens, ainsi que des hommes robustes pour danser avec eux jusqu'à la fin de l'accès.

Souvent il arrivait que ces insensés déchiraient leurs vêtements, et se précipitaient sur les personnes habillées de rouge, en sorte que les gens riches durent prendre à leurs frais des gardiens, qu'ils donnèrent pour conducteurs à ces maniaques.

Pour obtenir leur guérison, ils avaient recours à *saint Guy* ou à *saint Jean*. Ceux qui étaient attaqués de cette maladie dans le Brisgaw, (1) et les contrées voisines s'assemblaient chaque année la veille de la Saint-Jean dans deux chapelles, l'une à Biessen en Brisgaw, consacrée à saint Guy, l'autre à Wasenweiler, sous l'invocation de saint Jean, appartenant toutes deux à l'ordre teutonique.

Ils s'y rendaient les uns pour accomplir un vœu, les autres pour obtenir de l'intercession du saint la force de résister à la maladie.

« Ce qu'il y a d'étonnant » ajoute Schenk, « c'est que durant tout le mois ils avaient été très tristes, pleins de crainte et d'anxiété, et convaincus qu'ils ne seraient en repos et guéris qu'après avoir dansé dans ces chapelles, et chassé ainsi leur folie. Pour la plupart, cette attente ne fut pas

_____________
(1) Aujourd'hui duché de Bade.

trompée, car, après avoir dansé trois heures, ils restèrent une année entière sans éprouver de nouvel accès. »

*Philippe Camerarius* (1) né en 1534, mort en 1598, rapporte qu'il avait régné autrefois dans le centre et le midi de l'Allemagne une fureur de danse nommée par le peuple danse de saint Guy ou de saint Modeste. Il mentionne ce fait d'après *Bodin* (Methodus historiæ, lib. ii, cap. 4, et Dæmonomania) et lui assigne la date de 1374, en s'appuyant sur l'autorité de *Louis de Malines*. (Annal. Flandriæ, lib. xiv) et de *Pierre le Prémont*.

Plus loin, le même écrivain raconte que, de son temps, on montrait près de Ravensburg en Souabe, sur une montagne appelée encore montagne de saint Guy, un magnifique château avec une chapelle où, il n'y avait pas bien longtemps de cela, se rendaient chaque année une foule de danseurs pour offrir un sacrifice à ce saint, et obtenir de lui la santé. L'entrée du château leur ayant été refusée et la chapelle ayant reçu une autre destination, ces pèlerinages avaient cessé.

*Jean Rodolphe Camerarius* (2) relate à peu près le même fait. Il résulte de son témoignage que le souvenir de cette ancienne fureur ne se conservait déjà plus de son temps que comme une tradition populaire, et que, d'après les descriptions qu'on en faisait, cette maladie n'avait rien de commun avec la chorée actuelle.

Conformément à cette tradition, on tenait à cette époque

(1) Operae horarum subscissivarum, sive meditationes historiæ centuria altera. Francofurti, 1606, cap. 81, p. 320. Bibliot. mazarine, 18791.

(2) Sylloge memorabilium medecinæ et mirabilium naturæ arcanorum. Cent. XI, pars 87.

pour attaqués de la danse de saint Guy tous les insensés chez lesquels on observait des mouvements dansants ou sautants.

Nous lisons dans *Schenk* : (1) « Nuper enthusiasticus puer ex Sanderbitz, annos circiter 12 natus, in vicinia stipem exigebat ad tibiæ cantum saltitando, ostendit litteras quas a magistratu acceperat, propter choream domini Viti cui obnoxius est. »

Qu'en tout cela la friponnerie ait joué un grand rôle, c'est ce qu'il n'est sans doute pas nécessaire de prouver ; mais d'un autre côté, le passage suivant de *J. Rodolphe Camerarius*, (2) montre que, même à cette époque, il y avait bien des hommes clairvoyants qui ne se laissaient pas tromper par de pareilles jongleries.

« Lors du voyage du prince de Wurtemberg en Italie, l'architecte *Henri Schikart* vit un cas semblable chez un vigoureux compagnon de 24 ans, natif de Rome, qui dansait sans cesse. Voici le moyen curatif qu'il conseille d'employer. Dans notre opinion, dit-il, on aurait dû envoyer ce gaillard-là sur une galère, et le forcer à coups de fouet à travailler. Il n'aurait pas tardé à être guéri. »

### V.—Plater et Solenander.

*Félix Plater* (3), né en 1536, mort en 1614, en parlant du *horrendus, admirandus sed rarus affectus*, que l'on appelle *saltus Viti*, ne manque pas d'ajouter « quem aliqui ut

_______

(1) Loco. citato, p. 223.
(2) Loc. cit. Cent XI, p. 86.
(3) Praxæos medicinæ opera tom. 1, de function. laesionibus. Basileæ, 1656, tom. 1, p. 87. In-4°. Bibl. nat. T. 1222.

elemosinam majorem extorqueant, simulant. » Il ne nie pas l'existence d'une semblable maladie, quoiqu'il n'ait jamais eu l'occasion d'en traiter un seul cas ; cependant il raconte l'anecdote suivante puisée dans ses souvenirs de jeunesse :

« Exemplum ego in muliere hic Basileæ integro mensis spatio in publico loco sic tripudiante, cui magistratus certas personas viros fortes qui cum ea alternis vicibus cum unus minime sufficeret, choreas ducerent subornabat, cum juvenis essem, vidi. »

Félix Plater ainsi nous décrit le saltus Viti comme une maladie *très rare*, consistant en danses, et ne répondant nullement à notre chorée.

Nous croyons devoir signaler un autre écrivain de la seconde moitié du xvi° siècle *Reiner Solenander* (1), qui eut à traiter une femme sujette à des mouvements involontaires des muscles. « Miræ videbantur, » dit-il, « in ea manuum gesticulationes. » Son embarras est extrême pour caractériser cette maladie. « Adstantes comitialem morbum existimabant, sed diversus nobis videbatur affectus, nam neque mentis vigor, neque sensus erant penitus compositi etc. » Si les mouvements involontaires des muscles avaient été déjà de son temps désignés sous le nom de chorea sancti Viti, un médecin aussi instruit et aussi célèbre que Solenander aurait sans aucun doute employé cette expression. Preuve frappante que jusqu'à la fin du xvi° siècle, bien qu'on connût alors la chorée, on a appliqué le nom de chorea sancti Viti à une espèce de démence accompagnée de sauts, qui n'a aucun rapport avec cette maladie.

(1) Consiliorum medicinalium, sectio 4. Consilium 2, p. 310. Francofurti, 1596. In-fol. Bibl. nat. T. 387.

### VI. — Démonomanistes.

Il peut paraître étrange que l'on trouve dans les œuvres médicales du moyen âge si peu de traces d'une maladie aussi remarquable que la chorée ; mais en y réfléchissant un peu, ce silence s'explique facilement.

Lorsque l'école arabe eut disparu de l'Europe, l'exercice de la médecine passa presque exclusivement entre les mains des moines, et dès lors cet art s'appuya sur l'autorité dominante, sur la foi.

La conviction régnait alors que si la guérison d'une maladie ne s'opérait pas, il ne fallait s'en prendre ni à l'ignorance du médecin, ni au mal lui-même, mais uniquement au défaut de foi du malade. Il était donc naturelle que l'on attribuât la chorée à l'influence du malin esprit, comme toutes les maladies nerveuses. La mère d'un enfant attaqué de cette maladie, ou même les personnes d'un âge mûr qui en étaient atteintes, étaient mises à la torture par les prêtres et tourmentées jusqu'à ce qu'elles avouassent qu'elles avaient eu commerce avec le diable. La question savait convertir la plus légère peccadille en un crime énorme, arracher au patient l'aveu d'embrassements sataniques, et mettre à profit les cris de la douleur dans un but abject.

S'il s'agissait de l'enfant ou du parent d'un homme puissant envers qui le clergé craignait de se compromettre, on en était quitte pour accuser de sorcellerie quelque pauvre vieille femme, et on la condamnait au feu comme la cause de la maladie.

C'est au médecin belge *Jean Wier*, né en 1515, mort en 1586, qu'appartient la gloire de s'être élevé le premier

directement contre cette aberration de l'esprit humain.
Mais aussi avec quelle fureur fut-il attaqué par *Bodin, Bal-
duin Ronsæus,* et d'autres (1) !

Pendant longtemps encore les médecins les plus distingués
partagèrent l'opinion qui attribuait à des causes surnatu-
relles les maladies qui se manifestaient par des mouvements
involontaires des muscles. Aujourd'hui même, au milieu du
xix⁰ siècle, ce préjugé règne toujours parmi le peuple des
campagnes, dans plusieurs contrées de l'Europe.

*Félix Plater* (2) appela lui-même un exorciste auprès
d'un malade attaqué de tétanos, qu'il crut possédé du diable parce qu'il l'avait vu rester plusieurs jours sans boire ni
manger. Il croyait aussi que les malheureux atteints de chorée,
chez lesquels le mal avait attaqué les organes de la phonation,
comme cela arrive quelquefois, étaient possédés des démons
qui parlaient par leurs bouches : « atque corpus aliquando
torquent inflectant et curvant, vel linguis quas non didice-
rant nec cum sani essent intelligebant loquuntur, dæmone
veluti per ipsorum os effante, etc. »

*Petrus Forestus* (3), né en 1522, mort en 1597, s'exprime
à cet égard très clairement : « Imprimis distinguemus epilepticos a demoniacis quibus caput quidem convellitur motu
forti convulsivo, modo ad pectus, modo caput retrorsum ad
scapulam impulso, totumque corpus concutitur tremore ut
non sœpe vidimus, cum boatu ingenti et voce indistincta,

_______________

(1) Abraham Merklin. Silloge phys. medic. casuum incantationibus
vulgo adscribi solitorum. Norinbergæ. 1698. In-4⁰. In præfatione.
(2) Loc. citat., tom. i, p. 86.
(3) Observationum et curationum medicinalium opera omnia. Francofurti, 1634, p. 385. Bibl. nat. T. 301.

spuma non exeupte ex ore. Cum tamen mirus sit artifex dia-
bolus, doctissimos quosque medicos tali convulsione quandoque decipit, ut demoniacos epilepticos esse existiment. »

Les mêmes idées sont émises par *Daniel Sennert* (1) né
en 1572, mort en 1673; par *Thomas Willis*, (2) né en
1622, mort en 1675; par *Petrus Borellus* (3), né en 1670,
et même par le célèbre *Frédéric Hoffmann* (4), né en 1560,
mort en 1742. Ce dernier a consacré dans ses œuvres un
chapitre particulier à ce sujet, sous le titre de *De Diaboli po-
tentia in corpore*. Il y traite du *saltus sancti Viti*.

Une des dernières exécutions qui aient été faites, à notre
connaissance, pour cause de sorcellerie, a eu lieu en 1696,
à Bargaran, dans le Renfrewshire (5). Une jeune fille de
onze ans éprouvait de violents accès, elle sautait, dansait,
courait, criait, etc. Le clergé prescrivit un jeûne, adressa
un mémoire au conseil privé et produisit des témoignages à
l'appui du soupçon de sorcellerie. Une commission fut
chargée d'interroger les accusés, et en condamna sept au
feu, trois hommes et quatre femmes.

### VII. — Médecins du XVII<sup>e</sup> siècle.

Le XVII<sup>e</sup> siècle offre déjà de plus nombreuses observations de mouvements involontaires des muscles; on en trouve

(1) Opera omnia, tomus I, p. 423. Lugduni, 1650. In-fol.

(2) De morbis covulsivis et scorbuto, p. 43. Lugduni Batavorum,
1745. In-4°.

(3) Historiarum et observationum medico-physicarum centuriæ IV.
Parisiis, 1687. Cent. IV, observ. 22, p. 294.

(4) Opera omnia. Genevæ, 1740. In-fol., tom. 5, p.101. Bibl.nat.T.390.

(5) Robert Watt. In the medical chirurgical transactions. London,
1814, vol. 5, p. 19.

un nombre considérable dans les *Ephemerides medico-physicarum academiæ naturæ curiosorum,* recueil qui parut régulièrement chaque année depuis 1670. Mais de toutes ces
observations, aucune ne porte le nom de chorea sancti Viti
ou de saltus sancti Viti, parceque, nous en avons fourni plus
d'une preuve, ce nom ne servait point alors à désigner ces
espèces de maladies. *Convulsiones admirandæ; convulsio ad-
mirabilis; mira convulsio; motus convulsivus extraordina-
riusepilepsia, gesticulatoria,* etc., telles sont les dénominations qui leur sont appliquées, ainsi que nous le verrons dans
la suite.

En 1623, *Jacob Ekhold* (1) consulta *George Horst,* médecin célèbre de ce temps, sur un cas très remarquable de
mouvements involontaires des muscles chez une petite fille
de douze ans. Il pensait que cette maladie était peut-être
une saltatio sancti Viti.

Horst (2) lui répondit: « Mirandum vero quod addis, convulsiones illas saltationem sancti Viti *symptoma rarum* et
*paucis visum* introduxisse. » Il me souvient, ajoutait-il, d'a-
voir entretenu, ce dernier printemps, quelques femmes qui
avaient la coutume de faire chaque année un pèlerinage à la
chapelle de Saint-Guy, à Drefelshausen, sur le territoire
d'Ulm, non loin de Geislingen, près du Weissenstein, situé
dans la seigneurie de Rechberg. Là, l'esprit égaré, elles
dansaient jour et nuit jusqu'à ce qu'elles tombassent sur le
sol comme en extase. Elles se regardaient alors comme gué-

(1) Epistola ad Horstium. 10 julii 1623. Admirandi convulsivi motus.
in Gregor. Horstii opera med., tom. ii, p. 112. Norimbergæ, 1660.
In-fol. Bibl. nat. T. 371.
(2) Ibidem, p. 116.

ries, et n'éprouvaient plus rien ou peu de chose jusqu'au mois de mai suivant ; mais à cette époque, elles ressentaient de nouveau une agitation dans les membres qui durait jusqu'au retour du pèlerinage. L'une de ces femmes était déjà allée visiter la chapelle plus de vingt fois, une autre en était à son trente-deuxième voyage.

Horst fait observer que « *absque superstitione hoc quidquid est, non est;* » mais, continue-t-il, ces retours de l'envie de danser ne s'expliquent pas facilement.

Aujourd'hui, ce retour singulier de l'envie de danser tous les printemps n'est plus une énigme. *Sauvages*(1) en a donné l'explication avec l'autorité d'un témoin oculaire. « Similis, dit-il, est multarum puellarum apud gebenenses phantasia, aut *furor*, cum divæ Mariæ festum recurrit, et eas ad aliquod sacellum una aut altera lieua distans cum amasiis et sociis in cundum invitat animi recreandi, ad fidium sonos libere *saltandi*, et longe a custodibus genio suo indulgendi pruritus; illa delectamenta sub velo devotionis licita tam ardenter appetunt plures, ut ab illis denegatis ægrotent ; expertus loquor, his enim festis interfui. »

Nous nous croyons donc autorisé à relever quelques erreurs qui se sont glissées, relativement à ces danseuses dont parle Horst, dans presque tous les ouvrages de médecine qui traitent de la chorée.

La plupart des auteurs prétendent que le nom de danse de Saint-Guy vient de la chapelle d'Ulm, but des pèlerinages des personnes attaquées de la chorée. Les documents que nous venons de citer prouvent que cette assertion est erronée.

(1) *Nosologia methodica*, vol. II, p. 231.

D'autres s'appuient sur le passage de Horst pour établir que la chorée, sporadique aujourd'hui, était épidémique du temps de ce médecin; il suffit de rappeler que Horst ne dit pas un mot du caractère épidémique du mal qu'il décrit, et qu'il ne parle que de *deux* vieilles femmes auxquelles il ne paraît pas lui-même accorder grande confiance.

La preuve la plus irréfragable que sous le nom de saltus sancti Viti Horst n'entendait pas désigner une affection analogue à notre chorée, c'est que dans le même ouvrage il publie une observation de chorée véritable, rapportée par *Eisen-menger* (1), sous le titre: *Tremor artuum involuntarius*. Son récit est conçu en ces termes.

Peculiare vero hoc esse existimo, quod ludimoderatoris cujusdam uxori in puerperio accidit. Ab eo enim, nescio quam ob causam jam ultra 12 vel plures annos totum latus sinistrum vigilanti continuo movetur præter voluntatem, ita ut oculis perpetuo nictitet, labia assidue doducantur, brachium subsultet, digiti gesticulentur, et pes nunquam consistat, omnia tamen sine sensu et dolore, dormienti vero omnia quiescunt. »

### VIII. — Thomas Sydenham.

Depuis Horst, dont la lettre porte la date de 1623, jusqu'à Sydenham qui publia vers la fin du xviiᵉ siècle les écrits où il parle de la chorée, nous trouvons, outre ceux que nous avons déjà mentionnés, un grand nombre d'auteurs qui ont décrit des désordres musculaires sans leur donner le nom de chorea sancti Viti. Nous ne citerons que les plus illustres.

(1) Gregor. Horstii opera medica, tom. ii, lib. 8, p. 137, obs. 18.

*C. Stalpart Van der Viel* (1) raconte le cas suivant sous le titre : *Continuus alterius lateris motus convulsivus.* « En 1643 je fus appelé auprès d'une petite fille de 10 à 11 ans, cheveux noirs, teint brun, qui habitait la Haye, et dont le bras et la jambe gauche étaient agités d'un violent mouvement, sans aucune douleur. Cet état provenait d'une frayeur. Elle fut guérie par différents médicaments, surtout par le castoreum. »

*C. Thiermayer* (2) rapporte sous le titre de : *Convulsio aberrans,* qu'il a traité un petit garçon de huit ans qui avait dans les bras et les jambes des mouvements désordonnés, (inordinatissimas jectitationes), mais qui ne se plaignait d'aucune espèce de douleur.

*J. Christian Frohmann* (3) raconte un cas analogue chez une petite fille de huit ans, sous le titre *de convulsivis motibus a vermibus.*

*D. Casp. Theoph. Berlingi* (4) décrit sous le titre de : *admirandi motus convulsivi faciei et capitis,* une maladie qu'il observa sur un tailleur âgé de 40 ans.

En 1680 encore, *Joseph Dolæus* (5) a publié sous le titre de : *Epilepsia saltatoria,* un cas qu'il *compare* à la danse de la chorea sancti Viti. C'est une nouvelle preuve que les mouvements involontaires des muscles n'avaient rien de

(1) Observationum medicarum rariorum, centuria prior, editio novissima. Leydæ, 1727, p. 78.

(2) Scolia et consilia medica monachi, 1673. Scolia in cap. xii, p. 189.

(3) Ephemerid. natur. curios. decas i, annus 6, 7, p. 244. Norimbergæ, 1678. In-4°.

(4) Adversariarum curiosorum centuria prima. Jenæ, 1679, p. 227.

(5) Ephemerid. natur. curios. decas ii, annus 3, p. 331. Norimbergæ, 1685.

commun avec ce que nous entendons par cette dernière dénomination. Il s'exprime ainsi : « hâc in civitate degit filia
septimum nondum agressa annum, quæ continuo movebatur
ac si saltaret vel choream duceret sancti Viti. Medici hoc malum à vermibus productum suspicati sunt, et plura anthel-
mintica frustra exhibuerunt, etc. »

Ce n'est que depuis la publication du *Processus integri in
morbis fere omnibus curandis* de *Thomas Sydenham*, né en
1635, mort en 1689, ouvrage qui ne vit le jour qu'a-
près la mort de l'auteur, c'est-à-dire en 1692 ou 93, que
le nom de chorea sancti Viti a été appliqué aux désordres
musculaires ordinaires; et protégée par l'autorité d'un grand
nom, cette dénomination barbare s'est conservée à cause
de sa bizarrerie même. Nous ne croyons pas qu'il soit nécessaire de rapporter ici la description *fort défectueuse*, selon
nous, que Sydenham donne de la chorea sancti Viti, on la
trouve dans toutes les éditions de ses œuvres, et même deux
fois, la première dans le *Processus integri*, la seconde dans
le *schedula monitoria de novæ febris ingressu*.

Nous pensons avoir terminé notre tâche et relevé bien
des erreurs dans l'histoire de la chorée jusqu'à Sydenham.
Depuis cette époque jusqu'à nos jours, la suite de l'histoire
de cette maladie ressortira de l'exposition du mal lui-même
que nous aborderons dans le chapitre suivant.

Nous avons prouvé que la chorea sancti Viti n'est pas la
même affection que la chorée actuelle, mais ce n'est là
qu'un résultat négatif. Il nous reste à montrer ce que c'é-
tait proprement que la chorea sancti Viti des anciens écrivains, et en même temps à rechercher avec soin l'origine
de ce roman, que la chorée actuelle était autrefois pandé-

mique. L'occasion s'en présentera lorsque nous aurons à exposer notre opinion, appuyée sur des preuves touchant la nature épidémique et contagieuse de la chorée actuelle.

# DE LA CHORÉE EN GÉNÉRAL.

### IX.—Définition symptomatique de la chorée.

On appelle *locomotion*, *locomotilité* ou *musculation*, la fonction par laquelle l'homme meut sous la domination de sa volonté, ou tout son corps en masse, ou seulement quelques parties de son corps; ou bien la fonction par laquelle, malgré la pesanteur qui tend à le renverser, il maintient l'équilibre de ce corps. C'est le nom de MUSCULATION, proposé par M. Gerdy, qui nous paraît mériter la préférence.

Lorsque la musculation n'est plus maîtrisée par la volonté, de manière que, dans un ou plusieurs organes, elle devienne ou seulement *irrésistible*, ou *irrésistible* et *désordonnée*, nous disons que l'homme est affecté de *chorée*, de *musculation involontaire*.

### X.—Diagnostic symptomatique différent

Quand la musculation dans un ou plusieurs organes fait tellement défaut qu'elle ne se manifeste plus ni volontairement ni involontairement, on appelle *paralysie* cet état. Elle ne peut pas être confondue avec la chorée dans laquelle la musculation, bien qu'involontaire, ne cesse jamais d'exister.

Dans le *tremblement mercuriel, alcoolique, fébrile* ou *sénile*, la musculation n'est pas involontaire, elle est caractérisée par des mouvements de va et vient *symétriques* et *antagonistes*, et, commandée par la volonté, la musculation s'exécute toujours, bien que lentement et parfois péniblement, dans la direction ordinaire de la musculation normale.

On a aussi peu à craindre de confondre les effets toxiques de différentes substances métalliques ou végétales avec la chorée, que de prendre un homme ivre pour un apoplectique. La cause connue est le plus sûr garant contre toute méprise.

La musculation involontaire qui se manifeste pendant le cours de différentes maladies, comme l'*encéphalite*, l'*apoplexie*, la *métropéritonite puerpérale*, l'*hydrophobie*, trouve son explication dans la présence de ces différentes affections, et ne saurait être confondue avec la chorée.

Lorsque, dans les affections *dites hystériques*, se montrent quelques phénomènes de musculation involontaire, il est facile de remarquer qu'ils consistent en une action alternative des muscles antagonistes, extenseurs et fléchisseurs, et ils ne sont pas bornés aux muscles de la locomotion ou musculation, mais le plus souvent ils sont *réunis* à des désordres des fonctions de plusieurs viscères abdominaux et thoraciques.

Enfin, pour ne pas confondre la musculation involontaire avec l'*épilepsie*, il suffit de diriger son attention sur l'absence constatée de la lividité de la face dans la chorée, la présence de bave écumeuse, le bruit de la respiration, le râle saccadé d'étranglement, la perte subite et profonde de connaissance et la chûte qui signalent l'attaque épileptique.

### II.—Division de la Chorée.

En étudiant les différentes formes de la musculation involontaire, on jugera s'il y a possibilité, dans l'état actuel de la science, de convertir ses symptômes en signes, et de localiser les différentes formes de cette maladie. Dans ce but, nous avons recherché, recueilli et comparé tous les faits publiés dans la littérature médicale de tous les pays et de tous les temps, ainsi que toutes les données qu'ont pu fournir la physiologie et la pathologie humaines et comparées.

En évitant toute hypothèse, toute supposition, pour nous en tenir aux faits, il nous arrivera souvent d'être obligé de rapporter des faits tout-à-fait contradictoires, notre relation fidèle montrera quelles immenses lacunes déparent encore la science, et il en ressortira la conviction que l'expérience de plusieurs générations doit encore aider de ses lumières pour déterminer avec certitude le siége anatomique.

Pour le moment, l'étude symptomatique indique la division de la chorée en deux grandes parties ou ordres,

1<sup>re</sup> PARTIE. — MUSCULATION IRRÉSISTIBLE.

2<sup>e</sup> PARTIE. — MUSCULATION DÉSORDONNÉE.

Ces divisions principales, de même que toutes les subdivisions ultérieures, ne doivent être considérées que comme des moyens de soulager la mémoire. Loin de nous la prétention de soumettre la nature à des limites, à des divisions qui n'existent pas toujours. L'ornythorinque paradoxal, qui jette dans un si grand embarras les zoologistes systématiques, a de nombreux pendants dans l'histoire des maladies, et l'on trouve confirmé à chaque instant cet axiôme de Leibnitz:

*Non datur saltus in naturâ.* Aussi dans l'histoire des affections des organes et de leurs fonctions, faut-il toujours se rappeler qu'il règne entre eux une solidarité d'existence, dont ils ne peuvent s'affranchir. Il ne faut pas oublier que les maladies *dites* normales sont très rares, et que dans la pluralité des cas, lorsqu'une fonction est altérée ou troublée, d'autres fonctions éprouvent bientôt des atteintes fâcheuses.

### XII.—Justification de cette division.

Analysons sévèrement tous les faits de musculation involontaire, et consignés par les différents observateurs sous le nom de chorée, et les signes caractéristique ne se déroberont pas à l'investigation.

Chez un certain nombre de choréïques, les mouvements, quoique involontaires ne sont jamais stériles ni altérés. Leurs mouvements ne diffèrent ni sous le point de vue de la forme, ni sous celui de la direction, de ceux que les organes exécutent lorsqu'ils sont dominés par la volonté. L'action est involontaire, par conséquent anormale ; mais le *modus agendi*, la manière dont cette action involontaire s'exécute, n'offre rien d'anormal, de maladif. Par exemple, lorsque la musculation est involontairement sollicitée de courir, ou de remuer le bras en avant ou en arrière, ces mouvements ne diffèrent pas de ceux qui s'exécuteraient lorsque l'homme bien portant et en pleine possession de la liberté de ses mouvements se mettrait à courir ou à remuer le bras. La musculation est alors normale quant au *modus agendi* mais anormale, parce qu'elle n'est plus dominée par la volonté. Nous la nommons, dans ce cas, *musculation irrésistible.*

Dans une autre série de faits, on remarque que non-seule-

ment un certain  nombre des organes musculateurs sont for-
cés de fonctionner involontairement, mais qu'en outre leurs
fonctions, leur *modus agendi* est altéré, perverti, stérile, désordonné, déraisonnable. Ainsi, lorsqu'un  malade voudra
porter un verre ou une cuillère à sa bouche, on observera
qu'il remuera en même  temps la jambe, la tête ; qu'il fera
des grimaces, c'est-à-dire qu'il exécutera des mouvements irrésistibles et stériles, et, en même temps, en voulant porter
la cuillère à sa bouche, il la promènera sous la table ou près
de son oreille, ce qui prouve que le *modus agendi* de la musculation est également affecté. Nous appelons ce second ordre
de musculation involontaire, *musculation désordonnée,* ou
mieux encore, d'après M. Bouillaud, *folie musculaire, musculation folle.*

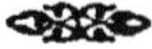

## PREMIÈRE PARTIE.

## MUSCULATION IRRÉSISTIBLE.

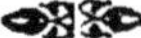

### XIII.—Subdivisions de la musculation irrésistible.

La musculation irrésistible, dont on vient de lire la caractéristique symptomatique,  est  comme la musculation normale, tantôt bornée à certaines parties du corps, celui-ci restant en place.

Tandis que d'autres fois elle s'empare du corps entier
qu'elle transporte en masse par des mouvements involontaires.

De cette différence, résultent deux *genres* de musculation irrésistible.

> **1" *genre*. — *Musculation irrésistible de transport*.**
> **2° *genre*. — *Musculation irrésistible sur place*.**

Cette distinction découle d'une manière logique de l'étude physiologique de la musculation, car nous avons défini n° IX, page 22, la musculation comme une fonction par laquelle l'homme meut sous la domination de sa volonté, ou *tout son corps en masse*, ou seulement *quelques parties de son corps*.

Il résulte, en outre, de cette étude physiologique que le corps peut être transporté et équilibré de plusieurs manières, en avant, en arrière, autour de son axe perpendiculaire, autour de son axe horizontal, par le saut irrégulier, et par le saut régulier et rythmique. Ces espèces différentes de mouvements constituent autant d'*espèces* de musculation irrésistible de transport.

**A. PREMIER GENRE. — MUSCULATION IRRÉSISTIBLE DE TRANSPORT.**

### XIV.—A. Première espèce. Propulsion.

La première espèce de musculation irrésistible de transport est celle par laquelle le corps est tout-à-coup porté involontairement en avant, d'où le nom de propulsion.

Quoique cette musculation bizarre soit connue depuis 1681, vingt-et-un auteurs seulement en ont fait mention ; encore la majeure partie de ces observations et les meilleures appartiennent-elles à notre siècle. Ces auteurs se classent dans l'ordre chronologique suivant, d'après la date de la publication de leurs observations:

| | |
|---|---|
| 1581. Thomas Erastus. | 1640. Arnold Bootius. |
| 1670. Nicolas Tulpius | 1687 et 1696. Pauliui. |
| 1760. Sauvages. | 1763. Sagar. |
| 1780. Gaubius. | 1796. Caillau. |
| 1798. Jos. Franck. | 1810. Bernt. |
| 1811. Hufeland. | 1823. Lau. |
| 1825. Itard. | 1826. M. Serres. |
| 1833. M. Toulmouche. | 1833. M. Louyer-Villermay. |
| 1834. M. Semola. | 1837. M. Bérard. |
| 1843. MM. Rillier et Bartez. | 1843. M. Friedheim. |
| 1847. M. Salgues. | 1848. L'auteur de cette monographie. |

**XV.—Faits d'anatomie pathologique.**

**OBSERVATION I<sup>re</sup>.**

Un homme de 71 ans, qui avait souffert auparavant de maux de tête et de vertiges; et qui, déjà une fois, était tombé sans connaissance au milieu de la rue, éprouva au mois de juillet 1836 une nouvelle attaque de paralysie du côté gauche de la face avec perte du sentiment de la jambe gauche, et, bientôt après, il ressentit une grande *propension du corps à se précipiter en avant.* Pour mieux l'observer, le docteur *Friedheim* l'accompagnait souvent à la promenade. Ils marchaient paisiblement l'un à côté de l'autre pendant cinq ou dix minutes, puis le malade hâtait tout-à-coup le pas, et il finissait par *être saisi d'un si violent accès de propulsion* qu'il fallait s'empresser de le saisir et le contenir avec force.

Dans les derniers mois de sa vie, le malade eut des accès beaucoup plus fréquents, même en se promenant dans la chambre, et il raconta, ce que ses parents confirmèrent, que si au moment où il perdait l'équilibre il voulait saisir un objet pour se retenir, comme par exemple un arbre, il devait encore tourner involontairement deux ou trois fois autour après l'avoir saisi. Il mourut le 24 mars 1837.

*Autopsie.* — A l'examen du cerveau fait par M. Henle, on trouva la substance cérébrale solide, compacte, gorgée de sang, et dans le ventricule latéral gauche un épanchement assez considérable d'un sang noir, coagulé, qui avait pénétré de l'hémisphère voisin par une déchirure pratiquée entre les couches optiques et les corps striés. Le *corps strié* droit présentait une excavation longitudinale étroite, revêtue d'une membrane brun foncé et entourée de substance cérébrale un peu dure. Le réseau vasculaire à la base du cerveau était en grande partie incrusté (1).

A ce sujet, M. Romberg raconte qu'on conserve au musée anatomique de Berlin (N° 5703), le cerveau d'une femme qui, dans ses accès spasmodiques tombait toujours en avant. Une tumeur stéatomateuse avait son siége au milieu du pont de Varole.

OBSERVATION II.

Un homme étant à travailler se plaint tout-à-coup d'un bourdonnement d'oreilles. Quelques instants après une douleur vive lui arrache des cris, *il se met à courir comme pour échapper au danger qui le menace*, tombe bientôt, et pré-

(1) Romberg. Nervenkrankheiten des Meuschen. Berlin, 1843. Ersten Bandes, Zweite Abtheilung, p. 543-546.

sente les symptômes qui suivent : perte complète de connaissance ; immobilité sans dilatation des pupilles, qui sont égales en diamètre ; immobilité du globe de l'œil ; bouche entr'ouverte, et sans torsion apparente ; quelques mouvements dans la langue sans déviation permanente de sa pointe. Mouvements respiratoires fréquents , irréguliers , par moments stertoreux. Les ailes du nez se contractent convulsivement avec les muscles de la respiration. Deux fois il y a eu éternuement violent, pendant lequel le malade, qui était couché sur le dos, s'est courbé en avant. Les membres sont dans un état de roideur qu'on peut surmonter assez facilement. Cette contraction pendant laquelle les bras sont contournés dans la rotation en dedans, et les pouces fortement fléchis n'est pas entièrement permanente. La contraction des muscles du cou n'est pas non plus assez énergique pour empêcher la tête d'obéir aux lois de la pesanteur. Les seuls signes de la sensibilité générale furent un mouvement convulsif du bras droit au moment où l'on pinça la peau de ce membre, et un mouvement semblable au moment où l'on incisa les téguments en pratiquant une saignée.

Le malade succomba cinq heures après l'invasion des premiers accidents, et ne fut pas observé pendant les deux dernières heures. A l'examen du cadavre, on trouva la protubérance cérébrale changée en une poche remplie de sang en partie coagulé, et mêlé à quelques débris de substance nerveuse ramollie et colorée par ce liquide (1).

(1) M. Bérard aîné, cité par Ollivier d'Angers. Traité des maladies de la moëlle épinière, vol. II, page 143. Paris, 1847.

### OBSERVATION III.

Selon M. Serres (1), un phénomène assez remarquable se manifesta sur deux hommes. Au moment de l'attaque, ils ressentirent une douleur des plus vives, jetèrent des cris et *coururent devant eux* comme pour éviter un grand danger. Ils tombèrent au bout de cent pas environ.

Chez tous les deux, la tendance à se porter en avant avait été spontanée. La protubérance avait été détruite dans toute sa profondeur.

*Réflexions.* Nous ne connaissons que ces trois cas où les sujets atteints pendant leur vie d'une *propulsion* irrésistible aient été soumis à l'autopsie. Ces trois observations offrent déjà de grandes différences. MM. Bérard et Serres ont trouvé la protubérance annulaire ramollie, tandis que dans le sujet de M. Henle c'étaient les *corps striés* qui étaient plus particulièrement intéressés. Les deux partis des physiologistes modernes, dont les uns, M. Magendie à leur tête, placent le siège de la propulsion dans les corps striés, et dont les autres, avec M. Flourens, le mettent dans les pédoncules cérébraux, pourront s'appuyer également sur les observations relatées pour défendre leur opinion. Avant de discuter cette question, nous rapporterons un cas remarquable où la cause d'une propulsion de très longue durée résidait dans une lésion matérielle de parties autres que celles qui sont signalées par nos physiologistes connus comme le siège de la propulsion, et fut enlevée par une opération chirurgicale.

(1) Anatomie comparée du cerveau, t. II, p. 633. Paris, 1826.

### OBSERVATION IV.

Elle est due au docteur Hufeland (1), mais l'honneur de l'opération heureuse revient au docteur Unger.

Le malade était un garçon de 15 ans. Sur le vertexe, à une distance d'un pouce de la réunion de la suture bipariétale avec la suture occipito-pariétale, une place de la grosseur d'un franc était très douloureuse au toucher, sans qu'on remarquât rien de particulier à l'extérieur.

Jusqu'à l'âge de 10 ans, cet enfant avait été bien portant ; contraint par son père, tisseur de soie, à un travail trop assidu, il souffrait d'accès fréquents d'ictère, de gastrodinie et d'asthme spasmodique. A douze ans, il dut quitter son métier, et entra comme apprenti chez un tailleur. Dans un moment de colère, son maître lui appliqua un jour un coup d'une aune triangulaire sur le sommet de la tête avec une telle violence que l'aune se brisa. L'enfant devint triste, incapable de tout travail, perdit tout-à-coup connaissance et tomba en syncope au milieu de la conversation. La place meurtrie ne causait que peu de douleurs.

On le mit chez un autre maître. Celui-ci s'imaginant que de fréquentes absences de mémoire et une *propension particulière de l'enfant à courir* provenaient de mauvaise volonté de sa part, le maltraita également et le frappa, mais non pas sur la tête. Dès-lors le mal prit un grand développement. Souvent l'enfant, après avoir pris la ferme résolution de suivre une certaine direction, était forcé *de courir sans s'arrêter dans la chambre ou dans la rue en ligne directe ou en cercle.* Si on l'arrêtait, il restait debout tout rêveur, et aux

(1) Hufelands Journal, vol. xxii Juniheft, 1811, p. 46-71.

questions qu'on lui adressait sur la cause d'une pareille conduite, il répondait qu'il cédait à un sentiment d'anxiété pénible auquel il ne pouvait résister. Un torrent de larmes et
des imprécations contre sa triste existence terminaient l'accès.

Au bout d'un an, les accès se multiplièrent, et dégéné-
raient souvent en catalepsie. Le malade s'interrompait subitement au milieu d'une phrase et restait immobile dans la position dans laquelle il se trouvait. Les téguments de la tête commencèrent aussi à se tuméfier sur la périphérie d'un pouce.

Deux ans après la contusion primitive, la chorée se mit à
alterner, avec des accès de catalepsie ou d'épilepsie ; ces
accès se répétaient quatre ou cinq fois par jour. Des applica-
tions d'eau froide, la *valériâne*, la *fleur de zinc*, etc., aggra-
vèrent le mal au lieu de l'amender. Il devint de plus en plus
intense. Le point malade au vertex était plus douloureux au
toucher qu'auparavant ; le sommeil agité, des fantômes
effrayants voltigeaient autour du malade ; réveillé en sursaut,
il était pris d'un accès de chorée, qui dégénérait en catalepsie
et en épilepsie.

Soumis à l'opération du trépan (opération dont la relation
ne rentre pas dans notre cadre), le pauvre enfant fut pour
toujours délivré de sa maladie.

*Réflexions.* Voilà un cas où une pression mécanique sur
les méninges et les hémisphères cérébraux engendre une
propulsion irrésistible. A ceux qui prétendraient que la
pression a agi d'une manière secondaire sur les corps striés
ou sur la protubérance cérébrale et provoqué ainsi les accidents morbides qui ne se manifestèrent pas immédiatement,
on pourrait bien demander d'enseigner la loi d'après laquelle
la lésion à dû se borner à ces parties et ne pas s'étendre

sur d'autres régions de la masse encéphalique. Remarquons aussi que dans ce cas la propulsion dévie souvent de la ligne droite et se transforme en ligne concentrique, comme dans le mouvement du manège dont il sera plus tard question.

### XVI.— Anatomie pathologique comparée.

Si, jusqu'ici, la localisation de la propulsion peut donner lieu à des objections nombreuses, les faits fournis par l'anatomie pathologique comparée ne feront qu'y en ajouter de nouvelles. M. Toulmouche (1) raconte que dans plusieurs chevaux du deuxième régiment d'artillerie à Rennes, à l'autopsie cadavérique desquels il a assisté, et qui avaient offert pendant leur existence des mouvements impétueux en avant que rien ne pouvait arrêter (action de se précipiter la tête contre n'importe quel obstacle), ce qui avait obligé de les attacher au milieu de la cour de la caserne, il a rencontré un engorgement des sinus cérébraux, une rougeur intense avec épaisissement de la portion de l'arachnoïde qui recouvre le cervelet, et surtout de celle qui enveloppe la protubérance annulaire et le commencement de la moëlle épinière, une injection prononcée du réseau vasculaire du cervelet, une rougeur de ce dernier organe plus intense que dans l'état naturel, le cerveau et le prolongement rachidien paraissant d'ailleurs à l'état naturel.

### XVII.—Expérimentation physiologique.

Selon M. Magendie (2), il existe chez les mammifères et

(1) Mémoires de l'Académie royale de médecine, vol. II, p. 370, 1833.
(2) Eléments de physiologie, t. I, page 407-409. Paris, 1836.—Leçons sur les fonctions du système nerveux, t. I, p. 280. Paris, 1839.

chez l'homme une force intérieure qui les pousse à marcher en avant, une autre force qui les porte à reculer ; la première réside dans le cervelet, la seconde dans les corps striés. Dans l'état sain, ces deux forces sont dirigées par la volonté et se contrebalancent mutuellement ; mais si l'on enlève l'un ou l'autre des organes où siègent ces forces, l'antagoniste demeure sain et obtient tout son effet. De là la rétrocession irrésistible après l'ablation du cervelet, et la propulsion également irrésistible après la soustraction des corps striés. Pour obtenir cette propulsion chez les lapins, il ne suffit pas d'enlever la substance grise des corps striés ; ce phénomène ne se montre que lorsque la partie blanche est intéressée. L'animal s'agite, marque de l'inquiétude et cherche à s'échapper. Cependant, si un seul des corps striés est enlevé, il reste encore maître de ses mouvements, les dirige en divers sens, s'arrête quand il lui plaît ; mais immédiatement après la section du second corps strié, l'animal se précipite en avant comme poussé par un pouvoir irrésistible.

Quoique fortement appuyée par l'observation du docteur Friedhelm, n° XV, observ. 1, cette opinion a trouvé des contradicteurs dans MM. Longet, Lafargue, Valentin, Flourens, Purkinje et Krausz.

M. Longet (1) a enlevé complètement à plus de vingt lapins vigoureux et âgés de trois à quatre mois les hémisphères cérébraux, puis les deux corps striés, en rasant les bords antérieurs et externes des couches optiques ; mais, à l'exception d'une seule fois où, la cinquième paire ayant été piquée, l'animal s'enfuit en criant, tous ces lapins demeu-

(1) Anatomie et physiologie du système nerveux, t. I, p. 515. Paris, 1842.

rèrent immobiles. Il a enlevé les corps striés seulement avec la portion des hémisphères où ils s'irradient; les effets ont été les mêmes.

Les expériences faites par M. Lafargue (1) ont également donné des résultats négatif. Il n'a vu que deux fois des lapins se précipiter en avant après une semblable mutilation. S'étant convaincu par l'autopsie que la section des corps striés est accompagnée le plus souvent de la lésion ou même de la division des nerfs optiques, il reconnaît pour causes de la propulsion la frayeur et la cécité réunies. Pour que ma présomption se changeât en certitude, dit-il, il fallait par un moyen quelconque troubler, effrayer profondément un lapin vigoureux en le privant de la vue sans nuire à ses mouvements; il fallait que, malgré l'intégrité des corps striés, il présentât avec toutes ses circonstances le mouvement de propulsion. Or, deux fois, une mutilation des hémisphères qui avait entraîné la cécité a donné lieu à ce mouvement; la blessure des tubercules quadrijumeaux a causé deux fois une fuite rapide.

M. Valentin (2) partage l'opinion de M. Lafargue. Il a remarqué la précipitation en avant chez les lapins dont les nerfs optiques avaient été coupés. La cécité subite pousse ces animaux à cette fuite rapide en ligne droite. Dans leur hâte, ils se jettent contre les parois de la chambre avec un grand bruit. Quelquefois les lapins s'enfuient tout

---

(1) Essai sur la valeur des localisations encéphaliques, sensoriales et locomotrices, proposées pour l'homme et les animaux supérieurs. Thèses de Paris, 1838, n° 118.

(2) Lehrbuch der Physiologie des Menschen, t. II, p. 807. Brunschweig, 1844.

aussi rapidement à la suite d'une simple blessure de la peau ou des os du crâne.

Selon M. Flourens (1), si l'on coupe les pédoncules cérébraux auxquels s'unissent les pédoncules antérieurs du cervelet, l'animal se précipite en avant avec force, et c'est aussi le résultat de la section du canal vertical supérieur ou antérieur.

Enfin, MM. Krauss et Purkinje (2) ont remarqué que les oiseaux à qui on coupait le pont de Varol laissaient tomber le bec en bas, l'appuyaient contre terre et volaient toujours en avant à une certaine distance.

*Conclusion.* De ces expériences contradictoires, il résulte donc que ni l'anatomie pathologique humaine ou comparée, ni l'expérimentation physiologique ne nous fournissent pas jusqu'ici des données assez certaines pour nous permettre de localiser la propulsion. Cette tâche échoit à de futurs observateurs.

### XVIII.—Physiologie du mouvement de manége.

L'observation IV, relatée page 32, a montré qu'à la propulsion en ligne droite se joint souvent une propulsion en cercle. Dans beaucoup de cas, celle-ci paraît seule, et elle ne doit pas être confondue avec le mouvement en pirouette dont il sera plus tard question.

La science ne possède pas un seul fait d'anatomie patho-

(1) Recherches expérimentales sur les propriétés et les fonctions du système nerveux dans les animaux vertébrés. 2ᵉ édit. Paris, 1842, p. 488.

(2) O. Krauss. De cerebri læsi ad motum voluntarium relatione. Vratislaviæ, 1821, p. 43.

logique qui puisse mettre sur la voie du siége de ce phénomène ; adressons-nous à la physiologie expérimentale.

Mais cette dernière non plus ne donne pas de réponse
satisfaisante ; les uns croient devoir placer le siége de ce
mouvement dans les corps pyramidaux, tandis que les
autres en cherchent la cause dans une lésion des couches optiques.

Selon M. Magendie (1), le mouvement du manége se
montre par la section de la moëlle allongée, faite de manière
à intéresser la portion de la moëlle qui avoisine en dehors
les pyramides antérieures. Pour cette expérience, le célèbre
physiologiste se sert d'un lapin de trois à quatre mois, il
met à découvert le quatrième ventricule, puis, soulevant le
cervelet, il fait une section perpendiculaire à la surface du
ventricule, et à trois ou quatre millimètres en dehors de la
ligne médiane. Si l'on coupe à droite, l'animal tournera à
droite, et à gauche, si l'on coupe de ce côté.

M. Longet ne s'accorde pas en tous points avec M. Magendie. Voici le résultat constant obtenu par cet expérimenta-
teur. Plus de vingt fois, dit-il, nous avons lésé un pédoncule
cérébral immédiatement au devant de la protubérance ou
un peu au delà ; les lapins ont exécuté un mouvement circulaire ou de manége qui avait toujours lieu du côté opposé
à la lésion. Le mouvement est donc analogue à celui que
M. Magendie a déterminé par la section latérale de la moëlle
allongée qui avoisine en dehors les pyramides antérieures ;
mais il n'a pas lieu du même côté.

La lésion des couches optiques produit le même effet (2).

(1) Loc. cit., p. 112.
(2) Longet, l. c., p. 503.

En lésant directement une des couches optiques chez les lapins, sans ablation préalable des hémisphères, M. Longet a déterminé un mouvement circulaire ou de manége, comme à la suite de la lésion de l'un des pédoncules cérébraux.

M. Flourens (1) a également remarqué ce phénomène en retranchant sur une grenouille la couche optique droite; elle a tourné longtemps et irrésistiblement sur le côté droit.

M. Lafargue (2), ayant produit deux fois le même mouvement de manége, en coupant une des couches optiques, a observé qu'il s'opérait toujours du côté de la section vers le côté opposé. Le principe d'un pareil mouvement n'a donc pas son siége exclusivement dans la portion de la moëlle allongée signalée par M. Magendie.

Longtemps avant M. Magendie, *Alexandre de Humboldt* (3) avait appelé l'attention sur le mouvement de manége. Il s'exprime à ce sujet en ces termes : «Le tournoiement des animaux auxquels on a coupé la tête et dont la moëlle épinière n'est pas encore détruite, est un des phénomènes vitaux les plus étonnants. J'ai remarqué que les grenouilles surtout au tronc desquelles reste attaché un peu de cervelet, qui, chez cette espèce d'animaux, est long et aplati, tournent en cercles très circonscrits. Il semble que le mouvement à droite ou à gauche soit déterminé par la plus ou moins grande quantité de substance médullaire du côté gauche ou du côté droit. Si on l'enlevait toute, le tournoiement cessait, mais il pou-

(1) Loc. cit., p. 81.
(2) Loc. cit., p. 17.
(3) Versuche über die gereizte Muskel und Nerven faser. Berlin, 1707, vol. ii, p. 332.

vait être quelquefois reproduit par une irritation chimique
déterminée sur le nerf axillaire ou sympathique du côté droit
ou du gauche. Le tournoiement annonce donc toujours un
trouble de l'équilibre dans la substance médullaire du système nerveux. »

Un demi siècle s'est écoulé depuis que ces mots ont été
écrits ; le temps fuit d'une aile rapide, la science le suit
en boitant.

### III.—Revue des faits pathologiques.

On ne pourra pas nous accuser d'avoir manqué de bonne
volonté pour assigner à la propulsion un siége fixe et certain ; n'ayant pas pu y parvenir, nous croyons être autorisé
à revenir à l'étude symptomatique. Ici se présentent de nouvelles difficultés, car les données recueillies ne sont pas toutes d'une valeur égale, et si l'on voulait tirer de leur ensemble une conséquence quelconque , on courrait risque
d'implanter de graves erreurs dans un sol laissé jusqu'ici
en friche. Pour éviter ce danger, les faits existants seront
distribués selon leur ordre chronologique et leur valeur, sauf
à voir ensuite de quelle manière nous pourrons en déduire
les conclusions les plus utiles.

Parmi nos vingt auteurs, quelques-uns se bornent à faire
mention de la maladie. Leur rapport a une valeur historique, sans s'élever toutefois à la valeur d'un fait. De ce
nombre est H. D. Gaubius (1), qui ne fournit que cette seule
phrase : « *Vidi enim qui currere non gradi potuerant.* »

D'autres donnent au moins l'âge des malades, comme

(1) Institutiones pathologicæ. Lip., 1781, § 781, p 411.

Boissier de Sauvages (1), selon lequel il existe une espèce de scélotyrbe, qu'il appelle *festinans* et dans laquelle les malades, lorsqu'ils veulent marcher, sont obligés de courir. *Video actu mulierem sexagenariam hoc affectam morbo.*

J.-B.-M. Sagar (2), semble avoir déjà connu la propulsion irrésistible, que Sauvages paraît avoir ignorée; car, dans le cas qu'il mentionne, la malade n'était obligée de courir que lorsqu'elle voulait marcher; elle n'obéissait donc pas à une propulsion irrésistible, puisque, pour ne pas courir, elle n'avait qu'à rester assise. « *Vidi Vindobonæ,* » raconte Sagar, «*virum ultrà 50 annos natum qui invitus cucurrit, nec capax erat directionem mutandi vel deviandi obstacula, qui simul ptyalismo laboravit.* »

C.-F. Paulini (3) dit seulement d'une manière laconique, « *filiola quinquennis epileptica, quando hoc malo corripetur, non cadit, sed currit per lutum et aquam.* »

*Joseph Frank* (4), raconte qu'il avait vu, en 1793, à Vienne, une fille de onze ans, affectée de chorée depuis quatre ans, *quæ fatua et ridendo cubiculum per gyros tantâ celeritate percurrebat ut adstantes vertiginosi fiebant.* Ces expressions ne sont pas assez claires pour qu'on puisse décider si la malade courait en cercle de manége, ou bien si elle tournait perpendiculairement sur son axe, à la manière d'une toupie.

J. Bernt (5) vit, à Prague, un domestique de 40 ans qui,

(1) Nosologia methodica. Amstelodami, 1703, vol. ii, pars ii, p. 2. Bibl. nat. de Paris, T. 2634. B. 3.

(2) Systema morborum symptomaticum. Vindobonæ, 1703, pars ii, p. 121

(3) Ephemerides naturæ curios. Decur. 3. Annus 3. 1690, p. 313.

(4) Praxeos medecinæ precepta. Pars ii, vol. i, sectio 2, p. 252. Lipsiæ, 1821.

(5) Monographia choreæ sancti Viti. Pragæ, 1810, p. 25.

en servant à table, fut pris d'un accès subit et se mit à courir pendant quelques instants autour de la salle.

Tous ces faits n'ont à nos yeux qu'une valeur historique ; ils ne peuvent être mis au rang des observations dont on voudrait tirer des conséquences.

OBSERVATION V.

Thomas Erastus (1) raconte le fait suivant: J'ai guéri, l'année passée, un adolescent qui, étant tombé d'une hauteur considérable et s'étant meurtri la tempe, était sujet, depuis cette époque, à des *accès* d'épilepsie , pendant lesquels il tournait rapidement sur lui-même trois ou quatre fois, puis se précipitait involontairement en avant, si on ne l'en empêchait. Avant de tomber, ce qui arrivait du reste très rarement, il se frottait fortement le visage avec les mains. En revenant à lui, il ne savait rien de ce qui s'était passé.

*Réflexions.* On n'aura pas oublié que nous avons prouvé qu'autrefois le nom d'épilepsie était également donné aux différentes formes de la chorée ; on ne sera donc pas surpris qu'Érastes l'ait employé. On remarquera en outre que, dans ce cas , l'accès commence par un mouvement de toupie et que plus tard il se change en propulsion.

OBSERVATION VI.

Nicolas Tulpius (2) a publié un cas resté unique dans l'histoire de la médecine. La propulsion, en effet, ne se manifestait

(1) Comitis montani Vincentini novi medicorum censoris quinque librorum de morbis nuper editorum viva anatome. Basileæ, 1581 , pars ii, p. 105.

(2) Observationes medicæ, editio nova. Amstelodami, 1672, p. 34.

pas par accès, comme dans tous les autres cas connus, mais elle était constante et le sommeil seul l'interrompait. Il nous serait facile de nous poser en esprit fort et de nier la possibilité d'une propulsion pareille ; mais nous préférons citer le fait dont l'explication nous échappe ; car, pour parler le langage d'un homme qu'on n'accusera certainement pas d'une crédulité trop grande, de M. Bouillaud, nous dirons « s'il fallait nier l'existence de tous les faits qui se dérobent actuellement à nos explications, ce serait rétrécir beaucoup le champ de la science. » Voici le récit de Tulpius.

« Cujus miserrimi morbi specimen licuit nobis aliquando videre propè Cortracum, modicum Flandriæ opidulum, in homine vere misero. Qui dies ac noctes cursitabat, subsaltu tam pernici, et agitatione tam perenni, ut qua defatigatione deflueret undique sudoribus : neque tamen propterea vel tantulum quiesceret homo volaticus, et irrequiatæ huic revolutioni tam stricte addictus, ut nunquam se dederit ulli quieti, nisi quam invito extorqueret inevitabilis dormiendi necessitas. »

OBSERVATION VII.

Le cas relaté par Arnold Bootius (1) mérite de fixer l'attention, en ce qu'il concerne un jeune garçon de 12 ans, la propulsion irrésistible attaquant rarement l'enfance ; au moins ne connaissions-nous pas d'autre cas où la propulsion se soit montrée *seule*, sans s'accompagner d'autres phénomènes de chorée, chez des personnes impubères.

Bootius vit, dans une petite ville, près de Dublin, sur le

_______________

(1) Observationes de affectibus omissis. Lugduni, 1649, cap. vi, p. 28. Bibl. nation. de Paris, T. 2000. A.

Bann, un jeune garçon de 12 ans, sujet à des accès dans lesquels il ne redoutait ni l'eau, ni le feu; courant toujours en ligne droite, il se serait précipité dans le feu ou dans l'eau, si on ne l'en avait empêché. Dans l'accès, il perdait l'usage de ses sens, il ne voyait rien, n'entendait rien, ne comprenait rien de ce qu'on lui disait. Bootius croit que dans une grande plaine où il n'y aurait pas eu d'obstacle, il aurait couru en ligne droite durant tout l'accès.

OBSERVATION VIII.

Paulini (1) rapporte une observation de *Cortuum*, également unique en son genre, puisque le malade, venant à tomber pendant l'accès, se relevait et continuait irrésistiblement sa course. Ce cas, comme celui de l'observation 4, nous présente la propulsion irrésistible, se transformant en convulsions épileptiques.

Un enfant norwégien (on ne donne pas son âge) courait devant lui environ trente pas, et s'il tombait, ce qui lui arrivait souvent, il se relevait et continuait à courir; puis il s'appuyait contre un mur, ou bien si l'accès le prenait dans la rue, dans la campagne, il s'arrêtait tout-à-coup immobile comme une statue. Au bout d'une heure, il tombait à terre, s'il n'était pas soutenu, poussait de profonds soupirs, versait des larmes et s'endormait. Pendant son sommeil il transpirait beaucoup, à son réveil il se levait de fort bonne humeur, comme si rien ne s'était passé.

(1) Ephemer. natur. curios. decur. 2, annus 8, appendix, p. 0. Obs. 2. Norinbergæ, 1687.

OBSERVATION IX.

L'observation de M. Caillau (1), que l'on va lire, est la première où l'on ait essayé de remonter à la cause de la maladie, cause qui, au dire du malade, n'était autre que la *guérison de douleurs rhumatismales !*

Un citoyen, âgé de 65 ans, ne marchait pas, il courait, ayant l'air d'un homme qu'on poursuit et qu'on force à courir; sa démarche était égale quoique précipitée, élevant ses jambes alternativement d'une manière assez uniforme. Ce mouvement singulier, qu'il est impossible de bien caractériser, se prolongea durant tout l'intervalle qui existe entre 3-4 arbres de la plantation de Fourny. Ce citoyen arrêta enfin sa course, mais dans ce moment il tomba au pied d'un arbre ; il n'en résulta d'autre blessure qu'une légère excoriation à la joue droite.

Deux spectateurs l'aidèrent sur-le-champ à se relever, et à se traîner vers un des siéges de cette promenade ; je m'approchai de lui et, lorsqu'il eut repris ses sens, je lui fis plusieurs questions auxquelles il répondit avec beaucoup de netteté et de jugement. Il m'apprit qu'il n'avait éprouvé la première invasion de cette maladie, sur un grand chemin, que quelque temps après avoir été guéri de douleurs rhumatismales, qu'il en avait déjà ressenti plusieurs accès, que dans le moment de l'invasion il éprouvait une violente démangeaison de prendre sa course, qu'il ne pouvait retenir cette ardeur, et qu'une chûte terminait toujours cet accès. Il demeura un quart d'heure assis, un citoyen l'aida ensuite à se conduire

(1) Journal de santé et d'histoire naturelle, par le citoyen Capelle. Bordeaux, vol. 1, p. 118, an v.

chez lui; je le suivis jusqu'au bout de la rue Sainte-Catherine, il s'arrêtait de temps en temps pour s'appuyer contre la muraille; le désir de précipiter ses pas ne l'aiguillonna point une seconde fois, car il pouvait à peine se traîner vers sa demeure.

## OBSERVATION X.

Un homme de cinquante ans était en voyage et venait de quitter sa chaise de poste pour faire quelques minutes d'exercice à pied, quand tout-à-coup il sentit que le mouvement de ses jambes s'accélérait malgré sa volonté et que ce mouvement rapide, qui l'entraînait droit devant lui, l'écartait de la direction du chemin qui faisait un détour en cet endroit, et se trouvait d'un côté bordé de précipices. La terreur que lui causait un mouvement si extraordinaire, et le danger visible qu'y ajoutaient les localités le frappaient vivement; il voyait bien, ainsi qu'il le racontait lui-même fort plaisamment, qu'il courait à sa perte; mais, poussé par une force supérieure à sa volonté, il ne pouvait ni s'arrêter, ni se détourner, ni se jeter par terre, ainsi qu'il en eut successivement l'idée. Heureusement qu'après avoir franchi diagonalement la partie tournante du chemin à quelques pouces du précipice, il se trouvait en suivant toujours la même direction courir parallèlement à la route, ce qu'il aurait pu faire sans danger pendant plusieurs minutes. Mais presque aussitôt, l'accès, après avoir duré à peu près deux minutes en tout, se termina sans autre circonstance notable qu'un grand sentiment de faiblesse, une sueur générale, et une sécrétion abondante d'urine. Quelques heures après, il n'éprouvait plus le moindre ressentiment.

Deux nouveaux accès, peu de temps après, à un intervalle de quelques semaines, lui survinrent dans les prome-
nades publiques ; il resta, malgré l'usage des *sangsues* (tous les
mois, douze au fondement), des *bains de gélatine, ventouses
sèches* le long de l'épine, de la *valériane* en poudre à la dose
de deux gros par jour, dans le même état, conservant toutes
ses forces et ses facultés mentales (1).

**OBSERVATION XI.**

M. de la F., âgé de 60 ans environ, ayant le cou assez
court, mais peu d'embonpoint et le visage peu coloré, m'en-
tretint, dans un dîner, fort au long de bourdonnements
d'oreille, d'étourdissements auxquels il était sujet depuis
quelque temps. Huit ou dix jours après cet entretien, par
une température très froide à l'ombre, et brûlante au soleil
(c'était en mai 1819), ayant passé quelque temps aux Tuile-
ries, immobile et exposé au soleil sous les fenêtres du roi,
il fut pris d'un de ces étourdissements qu'il éprouvait depuis
quelque temps. Il cherche à le dissiper en se dirigeant vers
un banc pour y reposer quelques instants. Remis incomplètement de cette indisposition, il se lève pour quitter le jardin
et rentrer chez lui. Mais après avoir fait quelques pas pour
gagner doucement la grande allée, il s'aperçoit que sa
marche s'accélère malgré lui, et qu'il lui est impossible, soit de
la ralentir, soit de la diriger, ou de s'arrêter ; ainsi poussé devant lui, plutôt courant que marchant, avec la parfaite connaissance de son état, du danger immédiat qu'il lui faisait
courir, et de la curieuse attention dont il était devenu l'objet,

(1) Itard. Archives générales, t. VIII, 1828, p. 388.

il était parvenu non loin du grand bassin où il se serait infail-
liblement jeté, s'il n'eût été reconnu par un de ses amis attiré
par la foule dont il commençait à être suivi. Cet ami vint à lui,
le saisit dans ses bras, le conduisit avec beaucoup de peine
sur une chaise, et, après quelques moments, dans une voiture
de place. Arrivé chez lui, le malade put, quoique fort lentement, monter à son appartement, diriger à sa volonté le
mouvement des jambes, mais qu'il sentait et qu'on voyait
manifestement être faibles et tremblantes. Il lui restait aussi
beaucoup d'abbattement moral ou plutôt de cette torpeur
stupide qui succède aux violents accès d'épilepsie. Elle
était dissipée le lendemain. Le troisième jour, la parole
s'embarrassa ; le sixième, le malade succomba après deux
courtes attaques de convulsion. Le cadavre ne fut point
ouvert (1).

OBSERVATION XII.

M. J., homme de loi, âgé de 70 ans, d'un tempérament
sanguin, commença à éprouver, à 67 ans, un tremblement
des extrémités inférieures, qui augmenta progressivement
au point qu'il devint nécessaire de placer une peau de mouton
sous ses pieds pour empêcher que les audiences de la cour,
dont il était président, ne fussent troublées par le bruit
qu'occasionnait la percussion continuelle de ceux-ci sur le
plancher. Une fois debout, il n'éprouvait rien de semblable.
Peu à peu, les mouvements involontaires envahirent les bras,
il éprouva à plusieurs reprises des congestions cérébrales,
et les facultés intellectuelles diminuèrent.

Depuis un an, la marche était devenue difficile et irrégu-

_______________

(1) Itard. Loc. cit., p. 390

lière; il était porté malgré lui en avant, en pas étendus et
précipités, dont la vitesse diminuait peu à peu si la progression continuait, tandis que s'il se présentait un obstacle mécanique à la marche, le malade semblait menacé de perdre
l'équilibre, et était obligé, pour éviter de tomber, de se
cramponer au premier corps qui s'offrait à lui. Plus tard, il
succomba à une affection cérébrale (1).

OBSERVATION XIII.

Joachim, âgé de 37 ans, demandant l'aumône pour vivre,
offre dans ses mouvements cela d'analogue avec les faits précédents que sa démarche est saccadée et irrégulière ; il semble
que ce malheureux, entraîné par une impulsion plus forte que
sa volonté, ne puisse maîtriser la contraction des muscles de ses
extrémités inférieures; en sorte qu'il est porté, tantôt à courir
irrésistiblement, tantôt à trébucher de côté et d'autre. Il se
sert habituellement d'un bâton comme de point d'appui et
de régulateur artificiel. J'ai remarqué que lorsque cet homme
a bu un peu plus que de coutume, la progression est beaucoup plus vacillante et l'impulsion en avant plus involontaire. Les muscles du cou et ceux des extrémités supérieures
partagent le même état normal des contractions. Cependant,
cet infortuné est parvenu à maîtriser un peu les mouvements
des doigts, qu'il élève et abaisse automatiquement sur les
trous d'un flageolet, dans lesquel il souffle depuis le matin
jusqu'au soir pour fixer l'attention des passants. Il ne s'interrompt, de temps en temps, que pour demander l'aumône

(1) M. Toulmouche. Mémoires de l'Académie royale de médecine, vol.
II, 1833. p. 371.

4

d'une voix bégayante et inintelligible. Cet homme marche toute la journée dans les rues de Rennes, est dans un état marqué d'imbécillité, ayant perdu le souvenir du passé, riant et grimaçant continuellement. Il exerce régulièrement toutes les fonctions de la vie organique. M. Toulmouche (1).

### OBSERVATION XIV.

Je rencontre quelquefois une demoiselle dont la démarche bizarre a frappé mon attention. Je ne puis mieux comparer son allure qu'à celle d'une femme ivre, avec la seule différence qu'elle est plus précipitée, plus spasmodique, et qu'on observe un effort continuel de la volonté pour ramener les mouvements à un type plus régulier. Cette jeune personne paraît tantôt poussée malgré elle en avant et près de tomber, alors elle reporte brusquement le corps en arrière, comme pour rétablir le centre de gravité ; d'autres fois, l'équilibration latérale semble prête à faillir, en sorte que la pauvre malade décrit de chaque côté des zig-zag inégaux. Cependant, ces derniers mouvements sont moins marqués que ceux en avant. M. Toulmouche (2).

*Réflexions.* S'il était permis de se montrer sévère dans le choix des observations, nous n'aurions pas hésité à élaguer celle-ci, comme aussi les observations XV et XVI. Dans ces observations, en effet, le mouvement propulsif paraît très problématique ; il résulte plutôt d'une faiblesse des extrémités paralysées qui, par la rapidité des mouvements, cher-

(1) Loc. cit., p. 373.
(2) Loc. cit., p. 374

chent à suppléer au défaut de force ; c'est une espèce de tré-
buchement plutôt qu'une course sollicitée par une force irrésistible.

### OBSERVATION XV.

De M. Louyer-Villermay (1). Un ancien militaire, d'un
caractère violent, habitué au commandement, et adonné au
régime excitant, fit la guerre dans les colonies, où il reçut
plusieurs blessures graves (il perdit un bras et un œil). De
retour en France, il y fut pris de contractions involontaires
dans les membres pelviens, telles qu'il ne pouvait diriger ou
ralentir sa marche, et qu'il eût couru grand risque de tomber
s'il eût été privé d'un point d'appui. Ces contractions étaient
uniformes et alternatives, mais non précipitées. Il marchait
involontairement, mais il ne courait pas. Le seul bras qu'il
eût conservé ne participait point à ce désordre; ses autres
fonctions organiques s'exécutaient régulièrement, et on
n'observait aucun trouble dans les facultés intellectuelles.
Les boues d'Atri en Italie et celles de St-Amand diminuèrent
ces accidents, qui reparurent bientôt avec leur intensité
première. Après dix ans de maladie, l'entendement s'affaiblit notablement; il survint ensuite de l'assoupissement,
puis la paralysie des membres pelviens et la mort.

### OBSERVATION XVI.

De M. Louyer-Villermay (2). Il y a environ quinze ans
que je fus appelé par un fermier des environs de Marly-la-

(1) Mémoires de l'Académie royale de médecine, vol. ii, p. 385. Paris,
1833.
(2) Loc. cit., p. 386.

Ville, qui, depuis quelque temps, était atteint d'une affection analogue à la précédente. Il ne me souvient plus des prodromes de sa maladie, mais je me rapelle très bien qu'il ne pouvait parcourir sa chambre, quoique très petite, qu'en marchant très précipitamment. Ses membres pelviens se contractaient contre sa volonté quand il voulait se mouvoir d'une manière irrégulière, mais à peu près uniforme. Une fois en mouvement, il lui était impossible de s'arrêter, à moins qu'il ne rencontrât un obstacle. Pour prévenir des chûtes fréquentes, il était obligé de s'appuyer ou de se cramponner aux meubles et à la muraille. Le pronostic fut très sévère, et après être resté quatre ans dans la même situation, ce malade fut frappé d'une apoplexie foudroyante.

OBSERVATION XVII.

M. Semola (1) a publié un des cas les plus remarquables de propulsion. Au bout de sept ans, la propulsion s'est changée en une autre espèce de musculation involontaire. Voici le cas.

Un jeune homme de 20 ans, né de parents sains, d'une constitution très irritable, fut attaqué, dans sa onzième année, d'une forme particulière de convulsions, dont les accès avaient lieu tant le jour que la nuit. Il poussait des cris violents et perdait subitement la connaissance. Puis il se mettait à *courir en ligne droite devant lui avec une rapidité incroyable*, ne se détournant ni à droite ni à gauche, et ne se laissant arrêter par aucun obstacle, à moins qu'il ne fût insurmontable. Il arrivait quelquefois que, saisi d'un pa-

_______________

(1) Sopra due mallatie non encora descritta. Napoli, 1831, p. 6.

roxysme au pied de l'escalier, il le montait en ligne droite avec une rapidité incompréhensible. Si on ne l'arrêtait pas, il courait ainsi pendant quelques secondes, à la distance de vingt ou trente pas. Alors il restait tout-à-coup tranquille, la connaissance lui revenait; son visage se colorait d'un rouge vif, il ne se rappelait pas ce qui s'était passé, seulement il prétendait avoir ressenti, peu de temps avant la perte de la connaissance, une bouffée de chaleur lui montant des pieds à la tête, le long de la colonne vertébrale. Pendant sept ans, les accès se renouvelèrent une ou deux fois par jour à des intervalles irréguliers, après quoi la maladie changea de forme. Au début de l'accès, le malade tombait à terre, se roulait en ligne droite dix ou douze pas autour de son axe longitudinal, au milieu de cris continuels et avec perte complète de la connaissance. Le malade n'est pas encore guéri. Les paroxysmes de cette dernière forme reviennent plus fréquemment la nuit, et il se passe peu de jours sans qu'ils se renouvellent. Tous les médicaments employés ont échoué.

OBSERVATION XVIII.

De Hufeland (1). C. D., âgé de 13 ans, d'une santé assez bonne, s'étant refroidi à l'âge de 10 ans, avait été attaqué d'accès spasmodiques qui avaient été guéris en peu de jours. Depuis deux mois et demi environ, il était retombé malade.

On remarqua d'abord chez lui de l'indifférence pour toutes choses et une si grande nonchalance qu'il lui répugnait de faire ce qu'il aimait le mieux. Cet état ne dura pas longtemps.

(1) Journal de Hufeland. Juin 1811, vol xxxii, p. 88.

L'appétit disparut, la parole devenait quelquefois inintelligible; quelquefois il était incapable de prononcer certains mots.
On observa des contractions de la face; au moindre effort
pour les comprimer survenaient des mouvements involontaires de la mâchoire inférieure, des tressaillements dans
le bras droit et dans le côté gauche du corps. La maladie
s'exacerba ainsi de jour en jour jusqu'à ce qu'elle occupât
tout le corps. Lorsque l'enfant entra à l'hôpital, elle se ca-
ractérisait ainsi :

Regard fixe, timidité, grimaces, mouvement anormal des
mâchoires et de la langue; quelquefois parole embrouillée ou
même impossible. Balancement de la tête, tressaillements des
muscles du cou, et mouvements involontaires, anormaux, de
tout le corps, en sorte que le malade ne pouvait rester quelques
minutes seulement en repos, quelque effort qu'il fît. *Souvent
il était obligé de courir rapidement d'une place à une autre*,
sans pouvoir se retenir, d'autres fois de sauter. Il savait parfaitement ce qu'il faisait, et il pouvait de même se rappeler
le passé. Toutes les fonctions étaient d'ailleurs peu troublées,
à l'exception de l'appétit.

Depuis le commencement jusqu'à la fin du traitement,
le malade ne reçut que du *zinc*, d'abord l'oxyde de zinc, 0,05
grammes trois fois par jour, puis, au bout de trois jours, la
même dose une seule fois par jour, aucune amélioration ne
se faisant remarquer. Au bout de deux jours, on augmenta la
dose, qu'on porta progressivement jusqu'à quarante centigrammes, l'amélioration fut sensible. Après quinze jours de
traitement les mouvements involontaires avaient entièrement
disparu; il ne restait plus qu'un peu de difficulté à mouvoir le
bras gauche et un peu de bégaiement. La dose fut portée à 80

centigrammes, mais il éprouva des malaises qui forcèrent à redescendre à 60 centigrammes. Au bout de huit jours, l'état du bras s'était aussi amélioré , il ne restait plus que le bégaiement..

On remplaça alors le zinc pur par le sulfure de zinc, 10 centigrammes par jour en solution aqueuse, à doses ascendantes. Arrivé à 30 centigrammes par jour, cinq semaines après le commencement du traitement, le malade fut parfaitement guéri.

OBSERVATION XIX.

De M. Lau (1). Henry S., âgé de 15 ans, a souffert pendant la dentition de spasmes, d'éruption à la tête, des vers, et surtout de scrofules. Les glandes abcédèrent, à l'âge de six ans, guérirent très lentement et laissèrent au cou d'assez grandes cicatrices. A 10 ans, il fut pris d'une fièvre nerveuse ; à 14, à l'exception des vers, sa santé était assez bonne ; mais exposé aux intempéries des saisons, il se plaignait de violentes douleurs dans les membres, auxquelles une fièvre se joignit plus tard ; les douleurs dans les membres cessèrent, et il se crut parfaitement guéri. La maladie avait en effet disparu, mais pour revenir huit jours après, sous une forme dangereuse, sous celle de spasmes dans le bras et dans le pied gauches, légers d'abord, plus violents ensuite , en sorte que le 18 février 1822, il fut obligé d'entrer à l'Institut clinique de Berlin. Voici quel était son état :

Taille élancée, air de santé, mouvements précipités et anxieux, pouls petit, contracté, spasmodique, respiration un peu embarrassée, parole bégayante, incompréhensible, voix

______
(1) Hufelands Journal, vol. LVII. Décembre, p. 61, 1823.

à peine perceptible; le malade ne pouvait tenir en repos sa langue qui lui sortait de la bouche; mais il était obligé de la remuer involontairement de droite à gauche en avant, en arrière; le bras et le pied du côté gauche ne discontinuaient non plus de remuer. Voulait-il prendre quelque objet avec la main, c'était toujours par un mouvement circulaire qu'il y parvenait, et s'il le tenait pendant quelque temps, il le laissait bientôt échapper involontairement. En marchant, il décrivait toujours un arc avec le pied gauche, tournait la pointe en dehors, et, debout, il lui était absolument impossible de le tenir en repos; il ne cessait de l'agiter. Au dire de la mère, ces mouvements convulsifs étaient par moments si violents, que le bras était surtout violemment soulevé, puis retombait, absolument comme pour atteindre un objet élevé. Dans cet état, le globe gauche de l'œil, disait-elle, roulait dans son orbite, agité d'un mouvement convulsif, la tête se penchait du côté gauche, *le malade courait du haut en bas de l'escalier et remontait à pas très précipités*, ne pouvant, dans sa hâte, régler ses mouvements. Si on le maintenait fortement, les mouvements se changeaient en tressaillements, et le malade était en proie à une grande agitation anxieuse. Cet état, du reste, n'était accompagné d'aucune espèce de malaise; le malade riait, était sobre de paroles, mais il possédait sa connaissance. Au bout d'un quart d'heure ou d'une demi-heure de ces *paroxysmes*, les mouvements convulsifs s'affaiblirent peu à peu, et ils finissaient par se changer en simple tressaillements des muscles du bras et du pied du côté souffrant. Ce tressaillement ne le quittait jamais cependant, non plus que le tremblement de la langue, et la parole était toujours incompréhensible. Toutes

les autres fonctions étaient normales, et les muscles du côté
droit parfaitement soumis à la volonté.

L'intelligence et la mémoire étaient très faibles chez ce
jeune homme. Le rhumatisme supprimé fut regardé comme
la cause de la maladie. On administra l'extrait d'aconit et
de gayac comme sudorifique sous la forme de poudre, après
avoir administré d'abord un laxatif de *calomel* et *jalap*, et
un *électuaire anthelmintique*. Le malade ne rendit pas de
vers ; le sudorifique fut continué depuis le 21 février jusqu'au 20 mars, à doses ascendantes ; il parut un exanthème
miliaire et des furoncles au bras et au dos, et la guérison
s'en suivit.

OBSERVATION XX.

En 1837 (1), un jeune garçon de 14 ans, entré à l'hôpital
pour y être traité de la teigne, avait des attaques chroniques
extraordinaires. Subitement et sans cause, il était pris d'une
excessive agitation ; il se jetait à bas de son lit, se roulait dans
la salle, *ou se mettait à courir*, et il fallait une force extraordinaire pour s'en rendre maître. Ces accès se répétèrent pendant cinq à six jours, puis ils disparurent.

OBSERVATION XXI.

De M. Salgues (2), de Dijon.

Une petite fille de trois ans et demi, à la suite d'une vive
frayeur, fut frappée des accidents propres à la chorée. A neuf
ans, cette maladie n'avait point cessé. Elle n'avait été suspendue, pendant cette période de plus de cinq ans, que pen-

<hr>

(1) Rillier et Barthez, maladies des enfants, t. 2, p. 307. Paris, 1843.
(2) Revue médico-chirurgicale de Paris, 1847, p. 168.

dant six mois, suspension d'ailleurs, dont la cause est restée inconnue.

La chorée de cet enfant était généralement caractérisée par des mouvements précipités qui l'entraînaient violemment *à courir*, la malade ne s'arrêtait que lorsque ses jambes se croisant, rendaient ainsi toute locomotion impossible. Alors elle se renversait fortement en arrière, puis en avant, imitant parfaitement l'inclinaison que donnent au torse l'opistothonos, et l'emprosthotonos. Ces phénomènes morbides se présentaient sous la forme de courts *accès*, revenant un grand nombre de fois dans la journée, et dans l'intervalle desquel les membres étaient souvent un peu agités.

Cette affection avait été combattue jusqu'alors à l'aide de la *valériane*, de l'*oxyde de zinc*, de quelques *purgatifs*, et des *bains froids*; le tout en vain.

Lorsque la jeune malade entra à l'hôpital de Dijon, on tenta de rechef l'oxyde de *zinc à dose perturbatrice*, puis les *affusions froides* dans toute la longueur du rachis; puis les *bains de Baréges*, secondés de *frictions narcotiques et éthérées* sur l'épine dorsale; le tout sans succès. *Deux forts purgatifs*, répétés coup sur coup, ne réussirent pas mieux. Enfin, en désespoir de cause, M. Salgues eut recours à l'*émétique à haute dose*; chaque jour, pendant huit jours, l'enfant prit trente centigrammes de tartre stibié en potion. La première dose décida une très forte perturbation avec vomissements, et diarrhée abondante. Les autres, parfaitement tolérées, ne produisirent aucun effet apparent, si ce n'est de l'anorexie et la cessation complète de tous les accidents caractéristiques de la chorée. Le quatrième jour de cette médication, on posa *dix sangsues* sur les parties latérales du cou, dans le but de détruire une légère *hypérémie encéphalique*. Le résultat en fut bon, et finalement, la malade est aujourd'hui parfaitement guérie.

OBSERVATION XXII.

Qu'il nous soit permis de faire mention ici d'un cas extraordinaire, que nous avons eu l'occasion d'observer plusieurs fois, au printemps de 1847. Le malade était un homme d'environ quarante ans, petit, maigre, cordonnier de son état, à ce que nous croyons, car nous l'avons rencontré le plus souvent portant des bottes. Sa démarche était des plus bizarres, il faisait six à huit pas en ligne droite, mais d'une manière incertaine, puis il tournait tout-à-coup sur lui-même, décrivait, tout en marchant, un petit demi-cercle, et faisait de nouveau quelques pas en avant, suivis du même mouvement de manége, en sorte qu'il décrivait, de droite à gauche, un entrelacement que l'on ne peut mieux représenter que par cette figure ⁓⁓⁓⁓⁓. Au reste, nous n'avons pu nous procurer aucun renseignement sur ce cas intéressant, le malade n'ayant jamais voulu entrer en conversation, et nous ne savons non plus ce qu'il est devenu.

XX. — Appréciation de ces faits.

En présentant au lecteur une suite de tableaux numériques, nous devons nécessairement fixer le degré d'importance que nous leur accordons. Les nombres parlent, non-seulement comme expression d'une *quantité*, mais surtout comme expression d'une *valeur*. Les nombres parlent, sans doute ; mais il s'agit de savoir comment nous les faisons parler, comment ils ont été trouvés et quelle est l'importance des faits qu'ils représentent. Ces points approfondis, alors seulement nous sommes autorisés à admettre les chiffres comme des preuves valables des faits.

Les chiffres offrent en effet quelque chose de séduisant; mais tout convaincu que l'on est de suivre le meilleur mode d'argumentation, on peut se tromper beaucoup sur leur valeur, et construire, au moyen de séries de chiffres erronés, un magnifique édifice de sophismes. Les calculs sur la probabilité d'un évènement, ne sont justes que dans de certaines limites, et ces limites deviennent plus précises, la vraisemblance plus grande, par conséquent, à mesure que le nombre des faits observés augmente. Cependant, la première condition est que, dans leurs caractères saillants, ces faits soient *semblables* et *comparables.* Enfin, on ne doit jamais oublier qu'un certain nombre de faits ne peuvent être comparés et ne sont semblables que sous un certain point de vue, tandis que considérés sous un autre, ils n'offrent plus aucune analogie.

Des vingt cas environ que nous possédons sur la musculation irrésistible de propulsion, nous pouvons déjà conclure avec beaucoup de vraisemblance que cette affection attaque les hommes plutôt que les femmes, parce que nous n'avons à fixer qu'une limite assez large.

Il est plus difficile de déterminer l'âge auquel cette maladie se présente le plus fréquemment; car il ne s'agit plus seulement d'une alternative entre l'homme et la femme ; nous avons à choisir entre l'enfance, la jeunesse, l'âge mûr, la vieillesse, et si, pour plus de précision, nous prenons une période de dix ans comme point de comparaison, il nous restera à déterminer entre huit périodes pareilles, jusqu'à 80 ans, celle où la maladie est le plus fréquente. Si donc, d'après le tableau de la page 03, nous trouvons que la maladie est plus fréquente entre dix et vingt ans ; ce fait, considéré numériquement, est exact, mais il ne l'est plus si l'on *pèse* les observations au lieu de les compter, car la plupart des cas que les observations nous ont fait connaître et qui concernent des individus âgés de 10 à 20 ans, tout en étant analogues aux autres par les symptômes carastéristiques de la propulsion involontaire, ressemblent peu sous d'autres rapports aux propulsions irrésistibles qui se sont manifestées dans un âge plus avancé.

Notre intention n'est pas d'écrire un traité sur la valeur de la statistique numérique, encore moins d'enseigner une méthode nouvelle pour comparer des expériences médicales. Cette digression n'a pour but que de prévenir toute méprise sur la valeur de ces conclusions, et d'empêcher qu'on ne nous attribue des erreurs qui tirent leur source de la nature des choses, du nombre insuffisant des observations, comme du manque de soin et d'exactitude chez la plupart des observateurs. Nous voulons éviter aussi que l'on nous classe parmi ces statisticiens routiniers qui ne font que compter et recompter pour arriver, en fin de compte, à un résultat qui, bien que pompeusement publié, pèse zéro à la *balance* du jugement.

Pour qu'on puisse se flatter de guider le lecteur et de le convaincre à l'aide de tableaux numériques, il ne suffit pas de lui mettre sous les yeux une addition quelconque, il faut encore que les raisons de chaque addition puissent être facilement appréciées par lui. Deux moyens seulement existent d'atteindre ce but : le premier consiste à analyser l'un après l'autre tous les faits signalés dans les observations sur lesquelles on fonde sa conclusion, méthode longue, fastidieuse, entraînant dans une foule de répétitions et de redites, et plus propre à fatiguer le lecteur économe de son temps qu'à le satisfaire ; le second, plus simple, plus expéditif, le seul praticable, le seul qui mette le lecteur à l'abri d'une erreur de l'auteur, consiste à renvoyer, pour chaque question qu'on discute, à la page ou bien au numéro de l'observation où se trouve le document sur lequel on s'appuie, afin que le lecteur puisse vérifier et juger. C'est cette dernière méthode que nous adoptons, et nous la suivrons scrupuleusement.

Ainsi, en cherchant à nous rendre compte de l'influence du sexe sur la fréquence de la PROPULSION, nous trouvons :

Sexe masculin. Observations 1, 2, 3, 4, 5, 6, 7, 8, 9, 10, 11, 12, 13, 15, 16, 17, 18, 19, 20, 22. Total : 20 observations.

Sexe féminin. Observations 14, 21. Total 2.

Nous pouvons affirmer, en conséquence, que cette espèce de musculation est beaucoup plus fréquente chez les hommes que chez les femmes.

En étudiant l'âge des sujets affectés de propulsion, nous trouvons :

| Age de | 9 ans. | Observation | 21. | Sexe féminin. |
|---|---|---|---|---|
| — | 12 — | — | 7. | Sexe masculin. |
| — | 13 — | — | 18. | — |
| — | 14 — | — | 20. | — |
| — | 15 — | — | 4. | — |
| — | 15 — | — | 10. | — |
| — | 20 — | — | 17. | — |
| — | 37 — | — | 13. | — |
| — | 50 — | — | 10. | — |
| — | 60 — | — | 11. | — |
| — | 65 — | — | 9. | — |
| — | 71 — | — | 1. | — |
| — | 70 — | — | 12. | — |

Total : 13.

Dans neuf autres observations, l'âge n'est pas indiqué par les auteurs.

| Enfant. | Observation | 8. | Sexe masculin. |
|---|---|---|---|
| Adolescent. | — | 5. | — |
| Adulte. | — | 14. | Sexe féminin. |
| — | — | 2. | Sexe masculin. |
| — | — | 3. | — |
| — | — | 6. | — |
| — | — | 15. | — |
| — | — | 16. | — |
| — | — | 22. | — |

Total : 9.

En divisant l'âge en huit périodes décennales, on obtient le tableau suivant :

| De 1 à 10 ans, | 1 cas. | Observation | 21. |
|---|---|---|---|
| — 10 à 20 | — 5 — | — | 4, 7, 18, 19, 20. |
| — 20 à 30 | — 1 — | — | 17. |
| — 30 à 40 | — 1 — | — | 13. |
| — 40 à 50 | — 1 — | — | 10. |
| — 50 à 60 | — 1 — | — | 11. |
| — 60 à 70 | — 1 — | — | 9. |
| — 70 à 80 | — 2 — | — | 1, 12. |

Total : 13.

D'après ce tableau, l'âge où cette maladie se montre le plus fréquemment serait entre 10 et 20 ans, période qui présente le nombre le plus élevé, 5 ; mais si l'on fait entrer en ligne de compte sept autres observations 2, 3, 6, 14, 15, 16, 22, où la maladie a été observée chez des personnes probablement d'un âge avancé, il n'est plus permis d'affirmer que la propulsion est plus commune chez les individus au-dessous de vingt ans, au contraire, cette maladie, *ainsi jugée et non pas seulement comptée*, est plutôt le triste apanage d'un âge avancé, bien qu'il soit impossible cependant de préciser la période décennale où elle est le plus commune.

C'est aussi chez les adultes et les vieillards que la propulsion se rencontre le plus souvent seule, pure, substantive ; tandis qu'elle coïncide avec la folie musculaire chez les enfants et les adolescents. Ainsi, dans les observations 4, 18, 19, 20, 21, la propulsion est, pour ainsi dire, *entée* sur la folie musculaire. Nous nous croyons donc en droit de retrancher ces cinq cas du cadre de notre appréciation de la propulsion irrésistible, sauf à les reprendre plus tard en sous œuvre, lorsque nous traiterons de la folie musculaire.

Dans un cas, observation 17, la propulsion s'est changée en rotation. Dans un autre, observation 20, elle alterne avec ce mouvement de rotation horizontale.

Cinq de ces malades ont succombé à la paralysie ; en sorte que la propulsion peut être regardée comme un précurseur de cette fatale terminaison.

Dans neuf autres cas, observations 3, 5, 6, 7, 8, 9, 10, 13, 14, la terminaison n'est pas indiquée.

Que nous reste-t-il à apprendre par l'étude du reste des observations ? Est-ce la durée de la maladie ? Elle n'a pas été consignée. Est-ce la cause du mal ? Elle n'a été mentionnée que par quatre auteurs. Les causes sont dans l'observation 4 un corps appliqué sur le crâne, observation 5 chute d'un lieu élevé, observation 9 disparition de douleurs rhumatismales, et dans l'observation 21 une frayeur. Est-ce la marche de la maladie ? Elle ne se ressemble pas, et tracer le tableau des différences qu'on y remarque, serait reproduire sans utilité les observations. Du reste, les réflexions qui accompagnent la majeure partie des observations font assez nettement ressortir ces particularités. Devons-nous parler du traitement. Aucune guérison n'a été constatée, si ce n'est dans les cas où la propulsion coïncidait avec la folie musculaire, phénomène que nous étudierons plus tard, comme nous l'avons déjà dit. Il ne nous reste donc qu'à résumer en peu de mots ce que nous savons de positif sur cette espèce de musculation irrésistible.

### *Résumé.*

Il existe une espèce de musculation irrésistible où le corps en masse est poussé involontairement en avant.

La direction de cette propulsion est tantôt en ligne droite, tantôt en ligne circulaire en forme de mouvements de manége.

La propulsion est quelquefois normale, substantive, pure, d'autres fois, et surtout chez les enfants, elle coïncide avec la folie musculaire.

Le siége en est inconnu; les opinions des auteurs, à cet égard, n'offrent qu'une suite de contradictions.

Elle se change aussi en une autre forme de musculation irrésistible et se convertit en rotation.

Elle affecte de préférence les adultes et les vieillards.

Elle se manifeste sous forme d'*accès* non périodiques irréguliers.

Aucune guérison n'a été constatée jusqu'ici, lorsque la propulsion est pure, sans complication de folie musculaire.

Les malades succombent ordinairement paralysés.

### B. DEUXIÈME ESPÈCE.

#### XXI. — Rétrocession ou mouvement de recul.

La deuxième espèce de musculation irrésistible offre le

phénomène opposé de la propulsion. Ici le corps est poussé
involontairement en avant; là, au contraire, une force irrésistible le fait marcher à reculons, d'où la dénomination
de mouvement irrésistible de recul. Dans l'étude de cette
deuxième espèce, nous suivrons la même marche que dans
l'examen de la première.

Cette espèce de musculation irrésistible a été observée et
signalée, en 1733, par Mohr, en 1734, par Frédéric Hof-
mann, en 1782, par Taube, en 1827, par Serres, en 1820,
par Petiet, en 1837, par Schubert, en 1843, par Romberg.

### XXII. — Anatomie pathologique.

#### OBSERVATION XXIII.

De M. Petiet (1). Un homme avait reçu à l'occiput, dans
une rixe, des coups d'instrument contondant. Il y avait déjà
huit jours que cet homme âgé de trente ans avait été frappé.
Ce qui nous surprit singulièrement ce fut de le voir *marcher
en arrière*. Ses courses consistaient à parcourir la distance
de son lit à celui de son voisin, environ dix pieds. Nous crû-
mes d'abord que cette manière de marcher était une singu-
larité volontaire, mais le malade nous assura qu'aussitôt
qu'il était debout, à dater du moment où il avait reçu les
coups sur la tête, une puissance irrésistible le faisait marcher à reculons.

*Autopsie*. La substance du cervelet n'existait plus, c'est-à-
dire était dans un état de décomposition complète; elle était
réduite à une espèce de bouillie blanchâtre. Le reste de
l'encéphale était à l'état naturel.

(1) Journal de physiologie expérimentale, vol. vi, p. 162, 1820.

### OBSERVATION XXIV.

De M. Romberg (1). Un orfèvre de 62 ans fut pris, il y a
six mois, de douleurs déchirantes et de faiblesse du mouvement dans le pouce et l'index de la main droite, s'étendant
dans l'avant-bras et le bras, et l'obligeant à renoncer à son
état. Un an plus tard, sa jambe droite s'affaiblit aussi ; il
éprouva des douleurs dans la nuque et dans l'épine dorsale,
ainsi qu'une propension à se renverser en arrière. Il s'a-
dressa à moi.

Ce qui me frappa d'abord, ce fut la position contrainte,
inclinée en avant de cet homme qui était de grande taille, et
l'impossibilité où il était de tenir droits, dans une position
verticale, la tête, le cou et le tronc, sans chanceler aussitôt
en arrière, de sorte qu'il serait tombé à la renverse si on ne
l'avait soutenu. L'activité intellectuelle n'avait subi aucune
altération ; les sens aucun trouble ; mais la fonction génitale
s'était éteinte, et, à l'examen, les testicules, surtout le gauche, furent trouvés atrophiés. Tous les médicaments employés furent inutiles.

La maladie augmenta d'intensité au point que le malade,
en tombant, se meurtrit plusieurs fois le dos et l'occiput, et
que *plusieurs fois aussi, il recula en chancelant depuis la
fenêtre de la chambre jusqu'à la porte, placée en face.* Dans les
deux dernières années de sa vie, la paralysie prit de plus en
plus d'extension, et il se déclara une paraplégie avec fort
tremblement des mains et contraction des muscles fléchisseurs des doigts. La tête et le tronc étaient courbés en avant ;
le genou touchait presque le sternum, et il fallait employer

(1) Nervenkraukeiten des Mcuschen, 1 B. 2 abth., p. 810. Berlin, 1843.

une sorte de violence pour relever la tête. Une espèce d'idiotisme se développa avec émission involontaire des excréments. Admis à la Charité, le malade mourut au bout de
quelques semaines, attaqué d'un décubitus gangréneux au
sacrum, aux omoplates et aux trochanters.

*Autopsie.* On trouva une exsudation séreuse albumineuse
entre l'arachnoïde et la pie-mère, des dépôts séreux dans les
ventricules, des incrustations de quelques vaisseaux du
cerveau, un cervelet très-volumineux, à proportion du cerveau, à face supérieure comprimée, comme enfoncée. Hydro-
rachie et ramollissement des vertèbres en plusieurs endroits.

### XXIII.—Expérimentation physiologique.

Selon M. Serres (1), si l'on blesse chez un animal le cervelet horizontalement et dans toute son étendue, la tête est
renversée en arrière ; si l'on se rapproche des pédoncules, il
y a opisthotonos, le corps est courbé en un arc, dont la con-
cavité est sur le dos et la convexité sur la face abdominale.
Si, dans cet état, on le force à marcher, l'animal s'élance en
avant ; mais, après quelques pas, une force irrésistible
l'entraîne et il recule. Cette tendance au reculement est alors
un effet de la tendance invincible qui porte les animaux à se
maintenir en équilibre ; ils cherchent cet équilibre en recu-
lant. Si, dans cet état, et lorsque la tête seule est renversée,
on coupe les muscles qui la portent en arrière, la tendance au reculement est arrêtée, l'animal marche devant lui
ayant sa tête entre ses jambes de devant.

L'opinion de M. Serres se trouve confirmée par l'obser-

(1) Anatomie comparée du cerveau, vol. II, p. 627, Paris, 1827.

vation 24 Dans ce cas, le malade tâchait de contrebalancer la tendance au recul par la flexion de la tête en avant jusqu'à lui faire presque toucher le sternum; le cervelet dans toute son étendue était comprimé, presque enfoncé, et toutes les autres lésions qu'on remarqua en outre, avaient plutôt rapport à la paralysie générale à laquelle le malade succomba plus tard, qu'au mouvement de recul.

M. Magendie, comme nous l'avons vu n° 22, p. 86, place aussi le siège du recul dans le cervelet. Son opinion est appuyée par l'observation de M. Petlet, que nous avons rapportée en abrégé dans le paragraphe précédent, observation 23.

MM. Purkinje et Krausz (1) disent que le mouvement de recul se produit lorsqu'on partage le cervelet en deux portions égales.

M. Valentin (2) affirme que les poules, les pigeons, les moineaux reculent *fréquemment* quand on leur coupe le cervelet par le milieu dans sa longueur.

M. Longet (3) combat aussi la constance de ce phénomène à la suite de blessures ou de la soustraction du cervelet. Il s'appuie sur les expériences de M. Flourens qui ne l'a observé que cinq fois sur dix-huit, et de M. Bouillaud qui ne l'a vu se manifester que quatre fois sur huit. Encore ces deux physiologistes, qui ont expérimenté sur des mammifères et des oiseaux, ont-ils reconnu que cette allure rétrograde se combine parfois avec des mouvements propulsifs, ce que lui-même a constaté plusieurs fois; enfin, aucune des dix expériences faites par M. Lafargue sur le cervelet n'a produit de mouvement de recul.

(1) Loc. cit., p. 16. (2) Loc. cit , p. 806. (3) Loc. cit., p. 711.

### XXIV. — Revue des observations.

#### OBSERVATION XXV.

De M. Mohr (1), la plus ancienne qui nous soit connue.

Un homme de 50 ans fut attaqué, il y a quatre mois, de mouvements convulsifs, par paroxysmes réguliers, dans la tête, les mains, les bras et les jambes. En revenant un jour d'une montagne voisine, portant une lourde charge de bois, il fut obligé, après avoir déjà fait presque tout le chemin, de le recommencer involontairement, malgré son fardeau, et cela à reculons, « *pristinam viam ad montes usque apicem unde jam devenerat, repetere et quidem inverso cancrorum more, coactus est.* » Il conserva l'usage de la parole et la conscience de soi-même restait intacte. Le mal durât plusieurs mois et fut guéri par un magicien.

Ce fait exige une créd. lité bien robuste, et nous le rapportons plutôt en guise de curiosité que comme observation médicale.

#### OBSERVATION XXVI.

Frédéric Hoffmann (2) raconte un cas de recul qui se changea plus tard en catalepsie et en épilepsie. Nous avons déjà vu un phénomène analogue dans l'observation A, p. 32, de la propulsion, et involontairement on demande comment il se peut faire, si la maladie a son siège dans une partie déterminée du cerveau, ainsi que tendent à le prouver toutes les probabilités, qu'elle prenne *subitement* une seconde ou même une troisième forme ?

(1) Commercium litterarium. Norimbergæ, 1733, p. 339.

(2) Consultationes et responsa medicinalia, centur. 2, sectio IV, cas. 151, t. II, p. 600. Halæ Magdeburgicæ, 1734.

Un homme de 30 ans avait mené depuis sa jeunesse une bien fatigante existence. A dix-sept ans, il avait eu la gale. Pour s'en délivrer, il avait bu de son urine et s'était fait des frictions avec un onguent composé d'huile, de soufre et de mercure. La gale avait disparu ; mais bientôt après, il avait été attaqué d'une autre maladie, qui persistait depuis dix ans. Plusieurs fois par jour, il éprouvait dans le côté droit un mouvement d'ondulation qui lui montait à la tête, lui faisait perdre connaissance, et rendait tout ce côté immobile. Avant de perdre le sentiment, il ressentait une anxiété précordiale et des envies de vomir. Lorsqu'il avait perdu la connaissance, il *marchait à reculons comme une écrevisse,* puis il tombait tout-à-coup à terre, immobile, la jambe droite étendue, la main droite tremblante. Face rouge, pas d'écume autour de la bouche, les pouces ne sont point incarcérés et les membres ne sont agités d'aucun mouvement. Le paroxysme dure une minute, après quoi il se relève bien portant, sans autre accident. Il reçut un médicament qui fit cesser le mouvement de recul et la chûte. Dès lors les accès ne consistaient plus qu'en une immobilité de statue. Plus tard, ils dégénérèrent en une véritable épilepsie, dont les attaques avaient lieu surtout la nuit et se terminaient par un profond sommeil et une transpiration profuse.

### OBSERVATION XXVII.

M. Taube (1) rapporte le cas suivant comme un *effet de*

(1) Geschichte der Kriebelkrankheit, besonders derjenigen welche in den Jahren 1770 und 1771 in den Zellischen Gegenden gewüthet hat. Gœttingen, 1782, p 121.

*l'ergotisme* qui régna dans le Hanovre en 1770. Pendant l'accès d'ergotisme, un malade fut deux ou trois fois poussé en arrière. Si l'accès le prenait au lit, la tête et les membres n'étaient pas fléchis en arrière; mais tout le corps à la fois était poussé comme par une force extérieure d'une place à une autre, et cela rapidement plusieurs fois de suite. Dans cet état, le malade était sans connaissance, et lorsqu'il revenait à lui, il ne savait ce qui s'était passé.

OBSERVATION XXVIII.

M. Magendie (1) rapporte : M. Laurent de Versailles m'a montré dernièrement et a fait voir à l'Académie royale de médecine, une jeune fille qui, dans des attaques d'une maladie nerveuse, est *obligée de reculer* assez rapidement, sans pouvoir éviter les corps ou les creux vers lesquels elle se dirige, et sans éviter des chocs et des chûtes.

Nous croyons que ce cas est le même que celui dont parle M. Serres (2), et qui offre un exemple remarquable de guérison de cette maladie rare. On doit vivement regretter que le savant auteur n'ait pas daigné nous faire connaître les moyens qui ont opéré cette guérison. Voici ce qu'il raconte :

Une fille de 12 ans fut placée par MM. Magendie et Laurent dans ma division. Dans de courts accès d'épilepsie, qui se succédaient avec une grande rapidité, cette enfant était *irrésistiblement entraînée à reculer*. La tête était portée en arrière; le corps lui-même était légèrement incliné en ce sens. Si on s'opposait au renversement de la tête, le recule-

(1) Précis de physiologie, 1825, vol. 1, p. 312.
(2) Anatomie comparée du cerveau. Paris, 1827, vol. 11, p. 628.

ment s'arrêtait ; lorsqu'on lui laissait parcourir ainsi un certain espace, en la tenant par la main, elle *décrivait une courbe*, qui fut en augmentant à mesure que la malade approcha du terme de la guérison. Elle sortit deux mois après son entrée, très bien rétablie, et depuis deux ans elle n'a éprouvé aucune rechûte.

*Réflexion.* De même que la propulsion, la rétrocession n'a pas toujours lieu en ligne droite, mais en courbe plus ou moins grande. Lorsque, dans la suite, un plus grand nombre de faits seront connus, on pourra, comme nous l'avons indiqué pour la propulsion (page 65), établir deux variétés du mouvement de recul.

OBSERVATION XXIX.

De M. Schubert (de Tempelburg) (1).

Un garçon de 17 ans et demi, paraissant robuste et bien portant, est pris subitement d'une grande anxiété et d'oppression de la poitrine ; sa face devient très rouge et brûlante, il perd la parole et la connaissance, et se met à *marcher à reculons comme une écrevisse*. Après avoir marché ainsi pendant plus ou moins de temps, il s'arrête tout-à-coup, devient livide et recouvre la voix et le sentiment. Veut-il alors reprendre le chemin qu'il suivait avant l'accès, il tourne sur lui-même et refait le même chemin qu'il a parcouru. Si quelqu'un l'accompagne, qui suive la direction opposée, comme le chemin véritable, il lui demande pour quel motif il retourne sur ses pas. L'auteur s'était engagé à décrire plus amplement ce cas ; nous ignorons s'il a tenu sa promesse.

_________

(1) Caspers Wochenschrift für die gesamte Heilkunde, 1837, p. 201.

### XXV. — Appréciation et résumé de ces faits.

Parmi les sept observations que nous possédons sur la rétrocession involontaire, six concernent des hommes et une seule une femme. Cette dernière avait 12 ans; les autres étaient âgés : un de 17 ans, observation 26; deux de 30 ans, observations 23 et 26; un de 50 ans, observation 25; un de 62 ans, observation 24, et pour un, observation 27, l'âge n'est pas mentionné.

S'il n'est pas possible de déterminer dans quelle période exacte de la vie cette affection est la plus fréquente, on peut au moins se permettre d'affirmer qu'elle atteint chaque âge, depuis l'enfance jusqu'à la vieillesse.

Vu le nombre restreint de cas, toute conclusion sur les causes, la marche, la durée et la guérison de cette maladie, serait prématurée. Le siége anatomique est, selon toute probabilité, le cervelet.

### C. TROISIÈME ESPÈCE.

### XXVI. — Rotation.

Cette espèce de musculation irrésistible, signalée pour la première fois en 1814, par Robert Watt, a été depuis observée par MM. Serres, 1826, Behrends, 1829, Semola, 1834, Belhomme, 1830, et Krieg, 1840.

Ce bizarre phénomène de musculation irrésistible se manifeste de trois manières qui, lorsque le nombre des observations se sera accru, permettra d'établir une subdivision de trois variétés :

1° Rotation autour de l'axe perpendiculaire, *mouvement de toupie la tête en haut.*

2° Rotation autour de l'axe perpendiculaire, *mouvement de toupie la tête en bas.*

3° Rotation autour de l'axe horizontal, *roulement.*

### XXVII. — Expérimentation physiologique.

C'est M. Serres (1) qui a constaté le premier que la lésion du pédoncule du cervelet produit une tendance irrésistible à tourner. Ses expériences ont été confirmées par celles de MM. Magendie (2), Flourens (3) et Longet (4); aussi les physiologistes sont-ils unanimes sur ce point. Cependant une question reste encore à vider, à savoir si c'est du côté de la lésion ou du côté opposé que l'animal tourne. Suivant M. Magendie, le mouvement rotatoire se produit du même côté que la section ; tandis que, dans les expériences de M. Longet, il a toujours eu lieu du côté opposé. Une observation, faite par M. Gavarret (5) sur un mouton qui se roulait de *droite à gauche* dans l'axe de sa longueur, a établi aussi que le pédoncule droit du cervelet était ramolli et comprimé par un kyste. Selon M. Romberg (6), un mouton, attaqué d'un hydatide (cœnurus cerebralis) tournait également du côté sain, c'est-à-dire du côté opposé à l'affection.

(1) Anatomie comparée du cerveau. Paris, 1827, t. ii, p. 626.

(2) Leçons sur les fonctions du système nerveux, t. i, p. 257. Paris, 1839.

(3) Recherches expérimentales sur les propriétés et les fonctions du système nerveux, p. 489, 2e édit. Paris, 1842.

(4) Anatomie et physiologie du système nerveux. Paris, 1842, t. 1, p. 432.

(5) Longet, loc. cit., p. 488.

(6) Nervenkraukeiten des Meuschen, vol. i, p. 648. Berlin, 1843.

### XXVIII.—Anatomie pathologique.

#### OBSERVATION XXX.

De M. Belhomme (1). Mademoiselle G...., âgée de 60 ans, sujette depuis longtemps à une faiblesse des extrémités inférieures, éprouva un jour une crise nerveuse, avec besoin de tourner, qui dura pendant une demi-heure. En 1830, à la suite d'une vive émotion causée par les évènements de Juillet, elle fut reprise de nouveaux accès nerveux avec disposition à tourner à droite. Ces accès se reproduisirent d'abord tous les huit jours, et se rapprochèrent ensuite pour se renouveler quatre ou cinq fois dans la même journée. Son moral changea : elle devint triste, impatiente, et sa raison s'altéra au point de croire qu'elle avait un serpent dans le ventre et qu'elle était destinée à périr sur l'échafaud. En 1837, la malade perdit tout-à-coup connaissance : ses membres se contractaient, et les fléchisseurs l'emportant sur les extenseurs, elle était forcée de s'accroupir. Une fois assise, elle *roulait* le plus souvent à droite avec une extrême rapidité; et ce mouvement se serait prolongé longtemps si elle n'avait rencontré un obstacle. Quelquefois la rotation s'exécutait à gauche, mais d'une manière moins persévérante. Lorsque M. Belhomme vit Mlle G., elle était assise sur une chaise basse; et son accès s'étant déclaré, elle tourna sur un des coins de cette chaise avec une rapidité étonnante. La fréquence des accès, la difficulté d'avaler les aliments, l'avaient considérablement

(1) Considérations sur les tournis chez les animaux et chez l'homme, dans son 3ᵉ mémoire sur la localisation des fonctions cérébrales et de la folie. Paris, 1839, p. 421.

affaiblie, lorsque survint une bronchite à laquelle elle succomba le 18 avril 1888.

*Autopsie.* Les pédoncules du cervelet présentent de deux
côtés une dépression sensible, surtout à gauche, ces dépres-
sions correspondent exactement à deux exostoses, visibles
sur les côtés de la gouttière basilaire et dont la gauche est
plus grosse que la droite. La protubérance annulaire inci-
sée sur la ligne médiane, présente à l'union de ses deux tiers
antérieurs avec le tiers postérieur une injection variqueuse
formant une espèce de croissant dont les deux extrémités se
dirigent vers les lobes du cervelet.

OBSERVATION XXXI.

De M. Serres (1). Un cordonnier, âgé de 68 ans, grand bu-
veur, après un dîner où il satisfit amplement son goût pour
le vin, éprouva le 5 janvier 1810 un état d'ivresse qui le surprit beaucoup, ainsi que ses amis : au lieu de voir les objets
tourner devant lui, comme cela lui était arrivé tant de fois,
il lui semblait qu'il tournait lui-même; et, en effet, peu
d'instants après, il se *mit à tourner réellement,* ce qui fit
croire à ses amis qu'il était complètement ivre. On le coucha, et, ce qui parut fort étrange, il continua à rouler dans
son lit, comme s'il avait voulu s'envelopper immédiatement
des couvertures; il conserva cette disposition tant que dura
sa maladie, qui finit par le conduire au tombeau, le 24 mai
1810. A l'ouverture du corps, on trouva les hémisphères
cérébraux dans leur état ordinaire. A l'entrée du pédoncule
du cervelet, dans l'hémisphère droit de cet organe, il existait

(1) Journal de physiologie expérimentale, t. iv, p. 408, 1824. —Anatomie comparée du cerveau, t. ii, p. 623.

une excavation de neuf lignes de long oblique de dehors en dedans, et large de cinq lignes dans son plus grand diamètre transversal. Au pourtour de ce foyer, la substance blanche était devenue jaunâtre et plus consistante que dans l'état naturel. Le foyer était traversé par une bride jaunâtre et divisée en deux petites loges. Tout l'hémisphère droit du cervelet était plus consistant que le gauche, les radiations de la substance blanche avaient une teinte jaunâtre qu'on ne remarquait pas dans les radiations du côté opposé. Le reste de la protubérance annulaire, la moëlle allongée et la moëlle épinière ne présentaient rien de particulier.

OBSERVATION XXXII.

DeM. Krieg (1). Un garçon de 11 ans fut renversé et reçut un coup de pied d'un cheval qui se cabra. Une demi-heure après, environ, on le trouva étendu à terre, la tête ensanglantée, la respiration pénible, le pouls à peine sensible, l'œil gauche entièrement fermé par l'enflure, le droit montrait une pupille largement dilatée. Le coup avait plus particulièrement porté sur l'os frontal gauche où l'on remarquait, dans la partie supérieure, une plaie de neuf lignes de longueur, pénétrant jusqu'à l'os. Lorsque cette plaie fut sondée, le malade commença à donner de légers signes d'un retour de la sensibilité, qui se manifesta avec une énergie de plus en plus grande, dans le cours de la maladie, toutes les fois que la plaie fut sondée de nouveau, tandis que la parole et les fonctions des sens restèrent suspendues. L'enfant fut

_________

(1) Caspers Wochenschrift, 1840, n° 3, p. 31.

traité par les moyens ordinaires, mais il mourut de cette blessure le septième jour.

Le symptôme le plus remarquable se produisit depuis le troisième jour, symptôme analogue au tournis. Toutes les fois que l'on touchait la plaie, souvent même sans cause, le malade poussait des gémissements, fléchissait ses jambes en arrière, plaçait ses mains, les doigts très écartés, tantôt sur sa poitrine, tantôt sur son dos, et *tournait autour de son axe*, en s'appuyant sur les coudes et les genoux, plusieurs fois de gauche à droite, et cela avec une telle violence que deux personnes pouvaient à peine le contenir. Ce tournoiement était si rapide que l'on compta une fois dix-neuf tours en une seconde. Si on le maintenait avec force, il poussait les hauts cris, et il recommençait à tourner dès qu'on le lâchait.

A *l'autopsie*, on trouva la voûte cérébrale intacte; les méninges et le cerveau peu changés; on remarqua seulement des épanchements sanguins entre la pie-mère et le cerveau, et forte injection des deux lobes postérieurs et de l'hémisphère droit du cervelet. A la base du crâne, les bords antérieurs des apophyses d'ingrasias étaient séparés du frontal par leur suture béante d'un quart de ligne, et la pointe externe de ces apophyses était brisée.

### XXIX.—Revue des observations.

#### OBSERVATION XXXIII.

De M. Robert Watt (1). Dans ce cas, le mouvement, d'a-

(1) London medico-chirurgical Transactions, vol. v, 1814, p. 1.

bord perpendiculaire, devint ensuite horizontal. Nous le rapporterons en abrégeant.

Une jeune fille de 10 ans souffrait depuis un mois de violents maux de tête et de vomissements fréquents. Elle perdit l'usage de la parole et la faculté de marcher ; et, debout sur ses pieds, elle se mit tout-à-coup à tourner, depuis le matin jusqu'au soir, avec une grande rap dité et dans la même direction, comme une toupie. En même temps, la langue s'agitait quelquefois rapidement en avant et en arrière. La céphalalgie disparut, et la malade reprenait sa connaissance. L'accélération du mouvement par l'aide de personnes étrangères semblait la soulager.

Au bout d'un mois, ce phénomène ayant cessé, la céphalalgie fut plus forte que jamais. Quinze jours après, les muscles du cou perdaient la force au point que la tête vacillait d'un côté à l'autre. Puis les maux de têtes s'apaisèrent de nouveau ; la malade recouvra un peu l'usage de la parole, et fut prise de mouvements d'un nouveau genre. De deux à sept fois par jour, elle *tournait autour de son axe longitudinal comme un cylindre,* et se roulait avec une extrême rapidité, d'un bout du lit à l'autre, mais toujours dans le même sens. Plusieurs personnes étaient occupées à la replacer des pieds du lit à la tête, de la reporter incessament à son point de départ. Cette assistance lui ayant manqué, elle n'en continua pas moins à se rouler dans le lit, sans changer de place.

Dans le jardin, elle tournait d'un bout de l'allée à l'autre ; un jour elle se roula dans l'eau où elle se fût noyée si on ne lui eût porté de prompts secours ; elle ne cessa pas néanmoins de tourner autour de son axe. Les bras dont elle se servait peu ou point dans cet état, elle les laissait souvent tendus raides le long du corps. Parfois la respiration était tellement gênée, qu'elle faisait douze à vingt tours pendant une seule inspiration. Abandonnée à elle-même, elle opérait de cinquante à soixante révolutions sur elle-même dans l'espace d'une minute.

Au bout de six semaines, ce mouvement fut remplacé par un autre. Couchée sur le dos, la malade rapprochait autant que possible la tête de ses talons et tombait avec force sur le derrière. Cet état durait de six à quatorze heures par jour.

Cinq semaines après, pendant quinze heures par jour, elle se dressait sur la tête de douze à quinze fois par minute; mais toujours elle retombait comme morte.

L'accès la prenait à heure fixe, lors même qu'on dirigeait la pendule, qu'on produisait une obscurité artificielle. Il ne cessait entièrement que le soir, après qu'on avait fortement maintenu la malade pendant quelques minutes. Dans la journée, si on essayait de la contenir, cela n'aboutissait qu'à une lutte inutile.

On employa sans succès la saignée, les vomitifs, les purgatifs, les sinapismes, des sétons et des bains froids.

Il se déclara une diarrhée spontanée; la maladie diminua d'intensité et guérit peu à peu.

<h3 style="text-align:center">OBSERVATION XXXIV.</h3>

De M. Berends. On lit dans le mémoire de M. Herzog (1): « Illustriss. Berends, meus medicinæ professor, puellam vi-

(1) De pathologia morbi quem vocant choream S. Viti, dissert. inauguralis. Berolini, 1820, p. 10.

dissc refert quæ cum accedere morbi insultum sentiret; subito in lectulum insiliret, ibique per quartam circiter horæ partem *circa corporis axim , licet celerrime, ita tamen secura circumrotaretur,* ut nihilominus e lectulo decideret. »

OBSERVATION XXXV.

De M. Kennedy (1). A. M., âgée de 13 ans, fut prise, le 13 juin 1836, des symptômes de la chorée. Pendant les deux premières semaines de l'attaque, elle fut légèrement constipée, et se plaignait de céphalalgie. Avant les attaques, elle était forte et bien portante. Ces attaques la prenaient subitement et commençaient par la sensation d'un *aura* qui partait des orteils et se terminait à l'abdomen. Deux ou trois hoquets se succédaient d'abord rapidement et étaient bientôt suivis d'un mouvement d'agitation de la tête et du cou de droite à gauche; ce mouvement était le précurseur constant des attaques qui étaient la maladie elle-même.

Pendant les préludes, le corps était dans une espèce de flexion : les cuisses étaient fléchies sur l'abdomen, et le front reposait sur la partie postérieure de l'avant-bras droit que la main gauche tenait saisi au poignet. Après être restée quelques instants dans cette position, immobile et même tout-à-fait insensible aux cris et aux coups par lesquels on cherchait à la tirer de cet état, elle agitait son corps dans toutes les directions, se mettait en boule, ayant la tête au milieu du corps; dans d'autres instants, *elle s'appuyait sur la tête qui posait sur le sol et tournait sur elle comme un pivot, les pieds en*

____

(1) Gazette médicale de Paris, t. vi, p. 747, 1838.

*l'air et appuyés contre la muraille.* A ce moment, sa figure était gonflée et exprimait une vive souffrance. Elle retenait pendant une minute sa respiration, qui sortait ensuite avec un sifflement douloureux et interrompu. Quelquefois elle était fortement penchée en arrière, les talons appuyés sur les protubérances ischiatiques; dans un autre moment, elle se pliait en deux et se frappait la tête sur l'oreiller de son lit avec une célérité surprenante. D'autres fois, elle se laissait tomber de haut sur les genoux, dansait dans cette position, et faisait une foule de mouvements convulsifs qui exprimaient quelquefois la colère, dans d'autres instants, le désappointement ou une espèce de désespoir diabolique. Il lui arrivait souvent de tourner sur ses genoux, puis elle prenait le bord de son lit, cherchait à le détacher, et ne pouvant y réussir, se mettait à le ronger avec les dents, comme aurait fait un rat; alors elle se traînait hors de son lit et terminait son accès sur le plancher. Elle montait pourtant deux fois sur son lit où elle pratiquait ces différentes évolutions que nous venons d'indiquer, et alors finissait l'accès.

Dans les premiers temps, elle chantait pendant les paroxysmes; aussitôt après que l'accès était terminé, elle reprenait son apparence ordinaire, manifestait de l'étonnement du désordre où elle trouvait toutes ses affaires, et paraissait avoir entièrement oublié ce qui s'était passé. Chaque jour elle avait ainsi quatorze ou quinze accès qui commençaient le matin régulièrement à huit heures et venaient plus ou moins fréquemment jusqu'à onze heures ou minuit; la durée de l'accès variait dans les premiers temps de vingt minutes à une demi-heure; mais plus tard elle fut d'une heure et demie à deux heures.

Pendant les trois premiers mois, elle reçut les soins de deux médecins qui la traitèrent par les purgatifs auxquels ils firent succéder les toniques et les antispasmodiques, mais sans la plus légère amélioration.

Pendant quelque temps on lui administra le *carbonate de fer* à haute dose, deux dragmes, trois fois par jour, et mêlé avec un scrupule de rhubarbe et de gingembre. Au bout de trois semaines, on cessa son traitement sans amélioration.

Les *affusions froides*, l'*émétique à dose nauséeuse* ne produisirent qu'un effet très court, et furent abandonnés pour l'*acide hydrocyanique* qui fut administré à la dose de 75 gouttes dans la journée, et produisit un effet assez énergique pour que le médecin craignît un empoisonnement, mais sans résultat définitif sur la maladie.

Une semaine de repos fut alors accordée à la malade, puis les pilules de *coloquinthe*, un large *vésicatoire* sur la partie cervicale de l'épine, et qu'on pansait avec de la *pommade stibiée* furent encore sans effet.

Au bout de trois semaines, pendant lesquelles la malade ne prit aucun médicament, on appliqua un large vésicatoire sur le sacrum, et un très petit, de la largeur d'une pièce de cinq francs, à la nuque; ils furent tous deux pansés avec de l'*onguent de sabine*. Au bout de quatre jours, les accès avaient entièrement cessé, et le sixième jour les règles apparaissaient.

Cependant, la santé de la malade, au lieu de s'améliorer par la cessation des attaques, s'altéra sensiblement. Le pouls était au-dessus de 100, et elle était prise fréquemment d'attaques qui duraient un quart d'heure; à la fin même, elle vomissait presque tous les jours. Le *sulfate de quinine* et la teinture *muriatée de fer* furent employés pendant un mois et sans aucun soulagement; les vomissements, malgré l'opium et les boissons gazeuses devinrent plus fréquents. Cet état dura deux mois et l'avait tellement affaiblie qu'il ne restait plus d'espoir de la voir en revenir, et déjà depuis trois semaines elle ne prenait plus aucun médicament, quand un jour elle se leva tout-à-coup de son lit : « Maintenant, je vais marcher, » ce qu'elle fit, en effet, au grand étonnement de ceux qui l'entouraient, et, à partir de ce moment, les vomissements qui avaient été continuels, et qui ne lui permettaient de rien garder de ce qu'elle prenait, ou liquide ou solide, cessèrent complètement.

La jeune fille a repris, depuis cette époque, de l'embonpoint, de la gaîté, et aujourd'hui qu'elle est bien plus forte, et que sa constitution a beaucoup gagné, son pouls bat encore 100, comme pendant la maladie; mais il est plus fort qu'à cette époque.

### XXX. — Appréciation et résumé de ces faits.

Six observations ne peuvent pas fournir un résumé bien long. Quatre de ces malades affectés de rotation involontaire appartenaient au sexe féminin, et deux seulement au sexe masculin. Le siége anatomique de cette affection réside dans une lésion des pédoncules du cervelet. La marche de la maladie, sa durée, ses causes, n'offrent pas matière à appréciation.

### D. QUATRIÈME ESPÈCE.

### XXXI. — Musculation irrésistible de station.

Cette espèce de musculation a été signalée, en 1073, par

Thiermayer et, en 1682, par Hermann ; depuis cette époque on ne trouve plus de trace de cette étrange affection, dans aucun auteur ni ancien, ni moderne.

### XXXII. — Faits pathologiques.

#### OBSERVATIONS XXXVI, XXXVII, XXXVIII.

Il y a une dizaine d'années que nous avons eu l'occasion d'observer un de ces cas extraordinaires que l'on est obligé de révoquer en doute, même après les avoir vus, surtout lorsqu'on n'a pas eu l'occasion de s'assurer par une seconde observation que la première n'était pas une de ces maladies simulées qu'on prend souvent pour des affections nerveuses et si propres à induire en erreur l'observateur le plus consciencieux. Ce n'est donc que sous toute réserve que nous osons publier ce cas singulier.

Une demoiselle de 15 ans, d'une constitution lymphatique, née d'un père phthysique et d'une mère éminemment hystérique, est l'objet de cette observation. Elle était réglée dès l'âge de 13 ans, mais le flux menstruel était peu abondant, précédé d'une hémicranie périodique avec vomissement et prostration des forces ; il ne durait que de six à vingt-quatre heures et était suivi d'une leucorrhée abondante qui paraissait, pendant deux ou trois jours, tenir lieu de la menstruation insuffisante. Dans l'intervalle d'une époque à l'autre, cette demoiselle était quelquefois sujette à une boulimie violente, à des constipations opiniâtres, et de temps en temps à des émissions involontaires d'urine au lit, pendant le sommeil. A plusieurs reprises, avant l'apparition de son époque, elle manifesta un phénomène rare : les seins, dont le volume n'était pourtant pas très considérable, se tuméfièrent et rendirent à la pression un liquide dont nous n'avons pu vérifier la nature, n'ayant pas eu l'occasion de le voir. La connaissance de ce phénomène nous est parvenue par le rapport verbal de la mère, attesté par celui de la fille.

Une huitaine de jours avant de s'adresser à nous, la mère vit la jeune personne se dresser subitement dans son lit pen-dant le sommeil, les yeux ouverts, mais sans connaissance. On essaya de la faire recoucher; mais à peine eut-elle repris sa position horizontale, qu'elle se dressa de nouveau sur ses pieds, comme mue par un ressort intérieur. Elle demeura plus d'un quart-d'heure dans cette posture, après quoi elle s'affaissa sur elle-même et retomba, comme inanimée, dans la position horizontale. Une transpiration abondante termina l'accès; elle reprit ses sens, mais il lui fut impossible de se rendormir.

Le surlendemain, un accès analogue se déclara à table. Elle se leva subitement, perdit connaissance, et forcée par ses commensales à se rasseoir, elle se dressa dès que la force étrangère cessa de peser sur elle. L'accès se termina par un affaissement; elle recouvra ses sens, mais il n'y eut pas de sueur. De jour en jour la maladie s'aggrava, les accès de-vinrent plus fréquents, se renouvelèrent jusqu'à cinq fois par jour, mais dès lors ils ne reparurent plus pendant le som-meil, à moins cependant qu'ils n'eussent eu lieu à l'insu de la malade et de sa famille. Nous avons assisté à plusieurs de ces accès que nous ne pouvons mieux comparer qu'à l'effet de ce joujou où un ressort chasse un petit diable hors de sa boîte, dès qu'on soulève le couvercle, à la grande terreur des en-fants. Pendant ces accès bizarres, nous avons essayé de cou-cher ou d'asseoir la malade, et nous y sommes parvenu sans grand déploiement de forces, et, une fois assise, un doigt appuyé sur le vertex ou sur l'épaule suffisait pour la maintenir dans cette position; mais dès que cette légère pression cessait, elle se redressait avec la rapidité d'un ressort tendu et subitement relâché. Dans l'accès, l'insensibilité était complète; la pupille immobile ne réagissait pas sous l'influence de la lumière. L'effet de la médication employée fut nul. Au bout de dix-neuf jours, la maladie cessa subitement comme elle était venue, et elle n'a pas reparu.

L'étrangeté de ces accès est peut-être le motif pour lequel d'autres praticiens, qui ont eu l'occasion d'en observer d'analogues, ont hésité, comme nous avons hésité nous-même à les livrer à la publicité. Malgré toutes nos recherches, nous n'avons pu découvrir, en effet, dans toute la littérature médicale, que deux observations qui offrent quelque analogie avec le fait relaté plus haut.

L'une appartient à Ignace Thiermayer (1). Ce médecin de Munich raconte qu'il a vu un homme de 40 ans atteint d'accès de convulsions qui le prenaient debout. Lorsqu'on le couchait sur son lit ou qu'on l'asseyait de force sur une chaise, il se redressait immédiatement sur ses pieds.

Un fait à peu près analogue est rapporté par B. Hermann (2). Une fille de 9 ans était sujette à des convulsions. Dans les accès, entre autres phénomènes, elle se dressait souvent sur sa couche, et soulevait par la force musculaire le ciel d'un lit à colonnes très pesant. « Stans erecta aliquando lecti quo decumbebat tectum ponderosum licet et

(1) Scholiorum et consil. med. libri iii, cap. xii, p. 162. Monachii, 1673.
(2) Ephemerid. natur. curios. Decas ii, annus i. Observ. 121, p. 316, An. 1682.

firmiter annexum capite contra nitens e sede suâ movit. »

Quelle que soit la cause de la rareté d'observations semblables, nous avons cru devoir mentionner ici, parmi les musculations irrésistibles, cette espèce particulière et étrange de maladie. Peut-être qu'en lisant ces observations, quelque praticien se rappellera des faits analogues qui confirmeront notre récit. Nous aurons atteint notre but si nous avons réussi à diriger l'attention d'observateurs habiles sur un phénomène aussi extraordinaire, et leurs communications tireront bientôt ces trois observations de leur isolement actuel.

### E. CINQUIÈME ESPÈCE.

#### XXXIII. — Musculation irrésistible d'ascension.

Dans les quatre différentes espèces de musculation irrésistible précédentes, le corps en masse est sollicité par un mouvement irrésistible qui le porte en avant, en arrière, autour de son axe ou à la station debout. Dans ces quatre espèces de musculation, il n'est porté involontairement que dans une seule direction ; la musculation irrésistible est simple.

Mais il se rencontre des musculations irrésistibles où l'individu, attaqué de cette affection, est en proie à des accès pendant lesquels les mouvements irrésistibles ne sont plus bornés ou limités à une seule direction, mais formés d'une suite de mouvements involontaires *composés* par la succession régulière ou irrégulière de toutes les espèces de musculations irrésistibles simples. Dans la suite des temps, lorsqu'un plus grand nombre de cas de musculation irrésistible auront été publiés, on pourra donc subdiviser la musculation irrésistible en simple et en composée; l'essayer dans l'état actuel de nos connaissances, ce serait une tentative prématurée et inutile.

Dans les musculations irrésistibles composées, on remarque la tendance prépondérante du corps à se porter en haut. Un désir insurmontable semble solliciter le malade à un mouvement d'ascension ; il saisit toutes les occasions qui s'offrent de grimper sur les arbres, sur les meubles; il paraît obéir à une force qui le pousse hors de la sphère d'attraction centripète ; nous donnerons à cette espèce de musculation irrésistible le nom de *grimpeuse* ou *ascendante*, sauf à remplacer cette dénomination par une meilleure qui serait proposée. On pourrait peut être l'appeler *acrobatique*.

### XXXIV.—Faits pathologiques.

Les faits de cette espèce se rencontrent rarement dans leur état pur et simple ; la plupart du temps, ils se compliquent d'affections cataleptiques, d'affections mentales, d'extase, d'épilepsie. Nous n'avons rencontré jusqu'ici que quatre cas de cette espèce d'ascension normale, sans complication d'autres affections.

### OBSERVATION XXXIX.

Cette observation ne présente qu'un intérêt historique ; elle date de l'année 1655, et a été décrite sous le nom de *mira epilepsia*. Nous tâcherons de lui conserver dans la traduction, toute sa naïveté primitive (1).

L'état et le caractère du paroxysme épileptique est tel que lorsqu'il en est saisi (l'âge de l'enfant n'est pas in-

(1) Baldasarii Timæi à Guldenklee, Epistolæ et consilia. Lipsiæ, 1665. Mira quædam epilepsia.

diqué), il s'élance d'abord en haut, saisit avec les mains tout
ce qu'il peut atteindre, hisse son corps, grimpant depuis le
lit jusqu'aux poutres, et il lui serait impossible de le faire,
s'il était en bonne santé et s'il avait l'esprit sain. Si on ne
veut pas lui permettre de grimper ainsi, il est presque rigide, lorsqu'on le prend pour le recoucher. Dès qu'on l'a remis au lit, il rapproche ses genoux de sa bouche, en croisant
les jambes, en serrant les pouces, et en mordant sa
langue. Le paroxysme passé, il reprend ses sens, parle et
rit comme si de rien n'était; seulement, il se plaint quelquefois de la tête qui est vide et lourde. Le paroxysme arrive rapidement, sans prodromes, dix-sept ou dix-huit fois
par jour, mais toutefois « *illœsa ratiocinatione.* »

OBSERVATION XL.

Quoique plus récente, puisqu'elle date de la première année de ce siècle, cette observation est également très pauvre
de détails, l'auteur s'attachant plutôt à démontrer l'efficacité
du zinc, et ne paraissant nullement surpris de l'étrangeté
du fait qu'il raconte (1).

Charles Mather, jeune garçon de 10 ans, souffrait *depuis
deux ans et neuf mois* d'une maladie qui allait graduellement
en s'aggravant. Pouls naturel, constipation, appétit fort diminué, amaigrissement considérable.

Lorsque sa mère me l'amena, elle me raconta que souvent il courait plus vite qu'un cheval, qu'il grimpait, courait, bondissait sur les cimes des arbres, sur le ciel des

_______

(1) David Aleander, Annals of medecine for the year 1801. Edinburgh, p. 303.

lits et le toit de la maison, sans se faire aucun mal. Après s'être livré à ces évolutions, il tombait en défaillance, et il restait quelque temps dans cet état; puis il recouvrait peu à peu ses sens, et il ne se souvenait pas de ce qui s'était passé. A la fin des accès, il louchait beaucoup. Il avait pris divers médicaments sans effet.

On lui rasa la tête, on lui appliqua un vésicatoire entre les épaules, et aussitôt que le vésicatoire fut guéri, on ordonna de lui faire prendre des bains froids chaque matin. On débuta par deux grains *d'oxyde de zinc*, soir et matin, en prescrivant d'augmenter la dose de deux grains par jour.

Cette médication fut suivie avec persévérance. Lorsqu'il prit trente grains de zinc en vingt-quatre heures, l'état sembla un peu amélioré. On continua à augmenter la dose. Lorsqu'il eut pris deux ou trois doses de deux scrupules chacune, la maladie cessa, et elle n'a pas reparu depuis.

Quoique pris à si fortes doses, le zinc ne produisit pas d'autre effet fâcheux que d'occasionner deux ou trois fois des vomissements passagers, des nausées et une diarrhée modérée.

### OBSERVATION XLI.

De J. B. Osiander (1). J'ai vu, dans ma jeunesse, une fille de 16 à 17 ans, qui était affectée chaque soir, au crépuscule, d'un accès de danse de saint Guy. Dans cet état, elle était douée d'une force et d'une agilité extraordinaires. Elle grimpait le long du mur, saisissait une poutre saillante

(1) Ueber die Entwickelungskrankheiten des weiblichen Geschlechts. Gœttingen, 1817, vol. I, p. 50.

du plafond, s'y attachait avec les deux mains, sans l'embras-
ser, et s'y tenait suspendue pendant plusieurs minutes, en
la serrant seulement avec la paume des mains.

OBSERVATION XLII.

Ce quatrième cas a été observé à la clinique de *Hufeland*,
à Berlin. Il offre ce phénomène remarquable, que la maladie,
bien que guérie, reparut trois fois, et se transforma la troisième en folie musculaire (1).

Un garçon de 12 ans fut attaqué, au mois de janvier 1821,
d'une chorée de saint Guy, à un si haut degré, qu'elle méritait
le nom de *saltatoria.* Poussé par une agitation intérieure
continuelle et le mouvement convulsif incessant de tout son
corps, il courait comme un forcené dans la chambre, sautait par dessus les chaises et les tables, *cherchait à grimper
partout, bondissait avec facilité jusqu'aux points les plus élevés de la chambre,* se souciant peu des punitions les plus sé-
vères que sa mère lui infligea d'abord, parce qu'elle prenait
tous ces symptômes morbides pour des actes d'un enfant
turbulent. Ce n'était pas seulement dans la journée que le
malade était en proie à cette agitation continuelle; la nuit
même, il en était poursuivi, et tellement, qu'il troublait le
repos non-seulement de ses parents, mais des autres habitants de la maison, même lorsqu'on parvenait à le retenir de
force dans son lit. Ses facultés intellectuelles avaient évidemment beaucoup souffert; il comprenait rarement ce
qu'on lui disait, et il avait la mémoire extraordinairement
faible. Il fut traité à l'Institut polyclinique de Berlin, par

(1) Hufeland's Journal, vol. LVII, déc. 1823, p. 58.

les anthelmintiques et la fleur de *zinc*, et il fut guéri en
trois mois.

Au mois de juillet 1822, il fut attaqué d'un accès tout-à-
fait semblable, et fut guéri en neuf semaines par les mêmes
médicaments.

Au mois de janvier 1823, la maladie reparut pour la troisième fois, avec des symptômes tout aussi violents que la
première. Les mêmes médicaments lui furent administrés,
mais non pas avec le succès attendu. Le sulfate de zinc
à doses ascendantes ne lui fit pas rendre de vers, et la maladie augmenta tellement de violence, que l'on dut craindre
une consomption nerveuse (?). On eut alors recours à des
pilules de *zinc hydrocyanique* gr. xv, racine de valériane,
drachm. ß, extrait de valériane, q. s., ut. f. l. a., pilules
n° 60, s. matin et soir, 2 pilules. Le 20 mars, on était
monté à 10 pilules par jour, et on remarquait déjà une
amélioration sensible dans l'état en général, mais surtout
dans les accidents spasmodiques. L'enfant comprenait toutes
les questions et y répondait à propos. Les spasmes avaient
diminué au point qu'il ne se manifestait plus que des tressaillements dans le bras et le pied droits, ainsi que dans la
face, et, l'opiniâtreté de ces symptômes s'expliquait par
cette circonstance que, dès l'origine, le côté droit avait
beaucoup plus souffert que le gauche. La démarche était très
chancelante et incertaine, la main droite faible ne pouvait
rien saisir; le bras droit pendait insensible le long du corps
et retombait à chaque tentative pour le lever.

Depuis le 19 mars, les spasmes persistèrent sans augmentation; le malade dormait d'un sommeil plus paisible, plus
profond; mais en s'éveillant le matin, il restait longtemps

dans un état de demi-sommeil, et ce n'était qu'au bout d'un certain temps qu'il entrait en pleine possession de la connaissance. L'état resta tel jusqu'au milieu d'avril, où les tressaillements diminuèrent encore, et où, en certains jours, la conscience fut plus claire et plus longtemps soutenue. Le malade prenait alors 7 pilules, deux fois par jour.

Le 7 juin, tout mouvement spasmodique cessa enfin ; il ne restait qu'une faiblesse générale, et surtout prononcée dans le bras droit. Les pilules continuèrent à être administrées, 8, deux fois par jour, et, extérieurement, on ordonna des frictions d'esprit d'*angélique* et de *camphre*. Au milieu de juin, quelques légères convulsions reparurent, le malade ayant négligé pendant quelques jours de prendre les pilules. L'usage en fut continué jusqu'au 14 juillet, puis suspendu pendant quinze jours, sans qu'on observât le moindre symptôme choréique.

Afin d'enlever entièrement la disposition à la chorée, on donna chaque jour *racine de valériane*, un dragme, et tiges du *gui blanc*, demi-dragme, sous forme de poudre ; et en friction sur les parties faibles, de l'esprit d'angélique et de camphre ; plus tard, à l'intérieur, du *quinquina*.

## XXXV.—Complications.

Les observations de la musculation irrésistible d'ascension compliquée avec d'autres maladies nerveuses, sont infiniment plus nombreuses. Nous essaierons de les soumettre à une classification aussi claire et nette que possible.

#### A. Complication avec somnambulisme.

##### OBSERVATION XLIII.

De M. Stavenhagen (1) (de Zillichau). Un garçon de treize
ans, scrofuleux, sujet à de mauvaises digestions, et dont le
développement intellectuel avait devancé de beaucoup le développement physique, montra dans l'hiver de 1834 à 35 les
premiers prodromes de la maladie. Il était de très mauvaise
humeur, très abattu; souvent il s'abandonnait pendant des
heures entières à des sanglots involontaires, à des cris de
douleur si effrayants qu'on aurait pu le croire en proie aux
plus violentes douleurs. L'interrogeait-on, il donnait quelquefois à entendre par un mouvement de tête qu'il ne souffrait pas; mais il fut impossible d'en obtenir une explication
sur ce qu'il éprouvait; il se montrait plutôt fort mécontent
de semblables questions.

Ce fut au mois de février 1835 que parurent les premiers
accès de la maladie développée. Ils commençaient régulièrement le matin, une ou deux heures après le lever du soleil,
et continuaient jusqu'au soir, avec des intermissions plus
ou moins longues, durant depuis un petit nombre de minutes seulement jusqu'à plusieurs heures. L'enfant, encore
abattu un instant auparavant et possédant toute sa connaissance, se levait tout-à-coup les yeux FERMÉS, les bras et les
mains tendus en avant, se mettait à bondir dans la chambre,
non sans se heurter parfois les jambes contre quelque objet,
mais cependant dirigeant le plus souvent avec beaucoup
d'adresse ses mouvements, d'après la disposition des lieux,

(1) Medizinische Zeitschrift Preussens, 1837, N° 30, p. 149.

puis il sautait sur une table, où, tantôt couché sur le ventre, tantôt assis, il tournait avec une incroyable rapidité. De préférence cependant, *il grimpait sur les objets les plus élevés de la chambre*, sur le poêle ou sur un grand porte-manteau, en s'aidant d'un pupitre placé près de là, avec la plus grande facilité, une assurance merveilleuse et un emploi considérable de force. Tout-à-coup il sautait en deux bonds en bas de son siége, sur lequel il était resté quelques instants, poussant des cris inarticulés, frappant violemment des pieds les portes de l'armoire, ou bien, étendu tout de son long, il cherchait à gagner la fenêtre et à l'ouvrir pour sortir par là et grimper sur le toit de la maison. La mère, femme instruite et digne de toute confiance, assurait que le malade l'avait suppliée plusieurs fois de le laisser monter sur le toit, d'où il ne tomberait pas. Saisi par derrière et retenu, il frappait à tort et à travers, sans égard pour personne, à grands coups de poing, ayant les yeux constamment fermés et grinçant les dents, puis il cherchait à s'échapper par la porte, qu'il fallait tenir constamment fermée. Alors il frappait pendant quelque temps sur le bouton de la serrure avec une grande violence, appelait à haute voix en prononçant toujours les mêmes noms, en quatre syllabes, qui avaient le son de mots russes, appliquait son oreille à la serrure ayant l'air de quelqu'un qui attend avec beaucoup d'impatience, puis il se remettait à faire les mêmes évolutions ou bien à voltiger sur le haut dossier du sofa placé près de la porte, avec autant de vigueur que d'adresse, mettant la tête sur le sofa, faisant une culbute et recommençant plusieurs fois de suite cette manœuvre qu'il couronnait souvent par une suite de sauts très élevés sur le sofa. Si, pendant ces évolutions, on lui mettait entre les mains un de ses livres, il le saisissait avec empressement et en disait toujours exactement le titre lorsqu'on le lui demandait, après en avoir touché soigneusement la couverture à l'intérieur et à l'extérieur, et après avoir plusieurs fois de suite promené avec une attention particulière sur le dos du volume le bout de ses doigts fortement serrés les uns contre les autres, et même avoir touché la page du titre. Voulait-on contester la justesse de sa réponse, il la renouvelait après un instant de réflexion et après avoir de nouveau touché le livre ; mais alors il le jetait avec colère à la tête de celui qui l'interrogeait. On fit l'expérience, pour le calmer par le contact d'un métal, de mettre entre les mains du malade une grosse clef ou un autre morceau de fer ; mais elle n'eut aucun résultat. Les accès cessaient aussi subitement qu'ils s'étaient déclarés, en sorte que souvent le malade se trouvait dans une de ses places favorites lorsqu'il s'éveillait comme d'un rêve, ouvrait les yeux et regardait autour de lui d'un air tout étonné, comme honteux. Il descendait alors avec crainte et hésitation, en soutenant quelquefois qu'on l'avait porté là pendant son sommeil. Il rentrait dans son lit en gémissant et le regard terne. Dans les intervalles lucides, le malade possédait toute sa connaissance et ne se souvenait pas de ce qu'il avait fait pendant les accès. Il est vrai qu'il se plaignait alors de maux de tête et de poitrine, ainsi que de brisure des membres.

Les accès revinrent d'abord de la même manière plusieurs fois de suite, puis il y eut des interruptions plus ou moins longues, et enfin de plusieurs jours. On ne put constater aucune influence notable de la lune. Au bout de plusieurs mois, les accès devinrent de plus en plus rares, et la maladie se transforma entièrement, en tant qu'elle se manifesta sous la forme d'une affection purement psychique. Les anciens symptômes de somnambulisme firent place à un état voisin de l'idiotisme. Cet enfant, bien élevé d'ailleurs, n'était plus reconnaissable, tant ses mœurs étaient changées. Il parlait un langage tout-à-fait enfantin, se servait à chaque instant des expressions les plus sales, et la moindre contradiction l'exaspérait au point qu'il s'emportait en paroles et en actions contre sa propre mère et sa sœur, qu'il maltraitait grossièrement. En même temps, il perdit toute disposition pour des occupations sérieuses, en sorte que ses parents purent craindre qu'il ne restât faible d'esprit. Dans le courant du printemps de l'année dernière, il redevint un peu plus docile, et il fut au moins possible de l'occuper utilement à divers travaux mécaniques. Bientôt il se manifesta une amélioration de plus en plus sensible dans le langage, les mœurs et l'esprit de cet enfant, amélioration si considérable qu'il est aujourd'hui parfaitement guéri.

Les médicaments employés contre cette maladie ne produisirent que très peu d'effet. Les antispasmodiques et les nervines ne contribuèrent nullement à rendre les accès moins longs et moins fréquents. Les vomitifs d'*ipécacuanha* eurent un effet plus favorable. Des douches froides longtemps continuées sur la tête et la colonne vertébrale dans un bain chaud, ne furent pas d'une grande utilité pendant la dernière période de la maladie. La guérison fut procurée en grande partie, à ce qu'il paraît, par l'oxyde de zinc et l'hydrocyanate de zinc, administrés dans les derniers mois à doses ascendantes, avec des *feuilles* de *valériane* et d'*oranger*, ainsi que par l'usage de *bains chauds aromatiques et ferrugineux*.

**B. Complication avec extase.**

### OBSERVATION XLIV.

De J.-S. Carl (1). Une femme de trente ans était, dans toutes ses grossesses, affectée d'une maladie convulsive particulière. Pendant l'accès, *subito summa agilitate altiora inaccessa locâ conscendit, angustissima pariter sine remora petiit, insolitas cantilenas cecinit uno et peregrinas linguas locuta fuit.* Ces accès cessaient à la délivrance, mais pour reparaître à la première grossesse. La malade fut guérie par une salivation mercurielle très abondante, et, selon l'auteur, *hac salivatione absoluta abiit statim gravissimum hoc convulsivum et extaticum malum quod tam longa annorum series totque pharmaceutica et chimiatrica instrumenta destruere non voluerunt.*

**C. Complication avec idiotisme.**

### OBSERVATION XLV.

De Bruckmann (2) (de Brunswick). Une fille de dix ans, jouissant d'une bonne santé, fut prise, dans l'hiver de 1762, d'une violente dysurie. Elle avait rendu plusieurs fois des vers. La dysurie ne la laissait en repos ni jour ni nuit; l'urine, qui sortait goutte à goutte, était peu colorée, sans sédiment. Appétit bon, constipation, tenesme. La dysurie céda à l'emploi de plusieurs médicaments et la malade fut parfaitement guérie.

Mais au bout de huit ou dix jours, la dysurie reparut.

(1) Acta physico-medica natura curiosorum, vol. vi, p. 78. Anno 1712.
(2) Horn archiv. 1812, vol. ii, p. 168.

L'urine formait un épais sédiment semblable à du sable rouge et déposait une grande quantité de mucosités. Aucun des moyens employés ne procura d'amélioration.

Au bout de quinze jours, la malade perdit tout-à-coup l'ouïe, la parole et la faculté d'avaler les aliments et les boissons. Face vultueuse. On prescrivit des saignées, des cataplasmes chauds autour du cou, des vésicatoires aux mollets; les accidents diminuèrent d'intensité et les spasmes dans le col de la vessie augmentèrent. Ces spasmes s'étendirent bientôt à tout le corps. La malade *s'élançait de son lit avec la plus grande violence et passait quelquefois des journées entières à grimper sur les chaises, les tables, les fenêtres.* Elle ne pouvait prendre ni nourriture, ni médicaments, la faculté d'avaler n'étant pas revenue. Voulait-on l'empêcher de monter sur les bancs et les chaises, elle mordait, *imitait les aboiements d'un chien ou le bêlement d'une brebis.* Les muscles de la face se contractaient souvent; les yeux devenaient fixes et se renversaient. Les muscles des jambes étaient fortement tendus, en sorte que la malade marchait le plus souvent sur les orteils. Il semblait fréquemment qu'elle voulût imiter la manière de boire et de manger d'un animal. En outre, elle criait de temps en temps : « le mouton veut boire, le mouton veut manger; » et elle prononçait d'autres mots sans signification. Lorsque les mouvements n'étaient pas très violents et qu'elle restait couchée dans son lit, elle avait coutume de faire semblant de se panser une plaie à la main et d'y appliquer un emplâtre. C'était toujours la même place qu'elle semblait panser. Cette place lui avait-elle jamais causé des douleurs? On ne put s'en assurer.

Les mouvements violents se succédaient presque pendant

toute la journée ; la nuit, au contraire, la malade était tranquille et goûtait parfois un sommeil paisible. Si elle entendait jouer un air, elle dansait toujours en mesure ; mais dès
que la musique cessait, elle recommençait à sauter sur les
tables, sur les chaises. On laissa de côté la musique, et on
employa des bains de pieds tièdes et des lavements de quinquina. Les mouvements cessèrent ; mais la possibilité d'avaler ne revint qu'au bout de dix ou douze jours, sous l'action du quinquina. La malade resta bien portante pendant
un mois.

Elle fut ensuite attaquée de la rougeole. Les spasmes de
la danse de saint Guy reparurent avec cette maladie, et ne
cessèrent qu'avec elle.

Des faits analogues ont été observés par Maximilien
Preussius, sur un garçon de 11 ans (1). Nunc in altum
totus puer quasi elevaretur, mox parietes ascendere aut
lecto exilire conaretur, nisi vi et manibus adstantium inde
cohiberetur, et par Becker sur une fille de sept ans (2).

### F. SIXIÈME ESPÈCE.

**XXXVI. — Musculation irrésistible de saltimbanque ou bateleur.**

Nous ne pouvons mieux justifier cette dénomination qu'en
traduisant l'observation suivante, de M. Jahn (3).

(1) Ephemerid. natur. curios., centur. 7 et 8, p. 436. Norimbergæ, 1719.
(2) Versuche für die practische Heilkunde. Erstes heft, p. 126. Eisenach, 1835.
(3) De submersionum morte sine potu aquæ, cui adjicitur dodecas
observationum, circumstanciis curaque rarissimarum. Gissæ, 1704,
p. 123.

### OBSERVATION XLVI.

Un petit paysan de douze ans habitait dans une chambre qui pouvait avoir neuf pieds carrés. En face de la porte
était placé le lit au pied duquel, à quelque distance, se trouvait le poêle, surmonté de plusieurs fortes perches supportées par des tiges de fer verticales qui descendaient du plafond, et destinées à faire sécher le linge ou à d'autres usages.
Près de la porte était une grande table, à quatre pas environ
du lit et à une distance plus considérable encore du poêle.

En entrant, je trouvai l'enfant au lit et plusieurs personnes autour de lui, qui ne le perdaient pas de vue. Il avait les
yeux ouverts, mais il ne semblait rien percevoir de ce qui
se passait autour de lui ; on ne pouvait exciter ou fixer
son attention par aucun moyen, pas même en agissant sur
le sens du toucher. Il cherchait constamment à échapper
aux mains qui le retenaient et à grimper contre la muraille,
faisant des mouvements comme une bête féroce dans sa cage.
A l'exception de ces mouvements et de l'absence de la connaissance , il n'offrait pas le plus léger symptôme morbide.

Lorsque, sur mon ordre, les personnes qui l'entouraient
lui laissèrent un peu de liberté, il se dressa tout-à-coup sur
la tête et se mit à tournoyer comme une toupie ou une roue
avec une rapidité inconcevable. Après cinq minutes environ
de cet exercice, il s'échappa d'entre les mains de ses gardiens, sans que l'on pût s'y opposer, et grimpa sur les perches placées au-dessus du poêle , auxquelles un bon grim-
peur n'aurait pu atteindre qu'avec peine et non sans effort.
Ni écureuil sur la branche d'un arbre, ni équilibriste sur la
corde ne peut se livrer à des mouvements plus bizarres que

lui sur ces perches. Il y prenait toutes les positions possibles, et des tours de force dont les danseurs, les jongleurs, les saltimbanques ne sont capables qu'à force d'exercice, ne lui coûtaient aucune peine ; il les exécutait longtemps avec une si grande facilité qu'on aurait pu croire qu'il avait les membres luxés. Tout-à-coup, avec l'agilité d'un saltimbanque, il s'élança sur la table et y fit ce que les assistants appelaient ses tours de souplesse, jusqu'à ce qu'on le reportât de force au lit. Après y être resté encore une heure en proie à la plus grande agitation, il tomba dans un profond sommeil, dont il sortit inondé de sueur et parfaitement bien portant, à ce qu'il paraissait, sans pouvoir rien se rappeler de ce qui s'était passé.

De semblables accès revenaient plusieurs fois par jour, et à chacun, le malade exécutait de nouveaux mouvements tout aussi singuliers. Tantôt il gesticulait de la manière la plus étrange ; tantôt il se mettait en boule comme un paillasse et faisait la culbute, d'autres fois il tournait en cercle comme un derviche, ou il grimpait le long des murs comme un écureuil ; quelquefois il se roulait comme une anguille et s'élançait avec la rapidité de la flèche. Il est impossible de décrire la nature de ces accès ; si nous l'essayions, le lecteur croirait que ce sont des imaginations, mais c'était précisément l'inouï et le merveilleux des mouvements qui étaient le plus sûr indice qu'il n'y avait rien là de simulé. Les exercices les mieux entendus et les plus soutenus n'auraient pu donner au malade la force de corps nécessaire pour exécuter ces mouvements, et personne, quelque vigueur et quelque adresse qu'il possédât, quelque exercice qu'il eût pris, n'aurait été capable de faire ce que cet enfant exécutait. Sa souplesse était plus qu'humaine, c'était la souplesse d'un singe, par exemple.

L'examen le plus attentif ne procura aucune lumière sur l'origine de la maladie que les habitants du village, dans leur ignorance bien excusable, attribuaient à la sorcellerie. Le rapport de causalité entre le mal et le développement de la puberté n'était nullement évident. Nous n'avons pas besoin de dire que plusieurs fois nous avons essayé d'en découvrir la cause dans l'onanisme, les vers, des exanthèmes répercutés, etc.

Les médicaments recommandés contre la danse de saint Guy et les maladies analogues ne produisirent non plus aucun effet, quoiqu'ils eussent tous été successivement employés. On finit par laisser de côté toute médication, et le malade, après avoir supporté cet état pendant plus de trois mois, fut guéri, à ce que nous apprîmes, par la seule nature, ou, comme le crurent les paysans, par l'action magique d'un exorciste que l'on consulta. *Practica est multiplex.*

L'affection que nous venons de décrire se montre rarement seule. Elle *coïncide* toujours avec les autres espèces de musculation irrésistible, et très souvent elle est *compliquée* d'autres affections nerveuses. Outre l'observation de M. Jahn, la littérature médicale n'offre, à notre connaissance, que trois exemples de musculation irrésistible de saltimbanque sans complication avec hystérie, somnambulisme ou idiotisme. Nous avons eu l'occasion d'observer un cas analogue chez un garçon de huit ans, à la clinique de Vienne, pendant le cours de nos études médicales. Mais nous croyons peu utile de rapporter cette observation, qui ne diffère pas essentiellement de celles qui ont été publiées par d'autres médecins,

d'autant moins que n'y attachant pas d'abord toute l'importance qu'elle méritait, nous avons malheureusement négligé
de prendre note de toutes les phases de la maladie.

La dernière de ces quatre observations, celle de M. Schlegel, mérite une attention particulière, eu égard à la cause
qui lui était assignée. Nous n'affirmerons point qu'on ne se
trompait point sur son origine; mais nous ferons observer
qu'il n'existe pas non plus de raisons suffisantes pour la
contester.

### OBSERVATION XLVII.

Cette observation est la plus ancienne que nous connaissions, elle date de 1700 et appartient à J. Monradus Vor-
waltner (1).

Un garçon de dix ans est pris de convulsions. « Iis remi-
tentibus in fortissimum risum incidit et mille nugas admi-
randa garulitate fabulatur, etc. Stupendas præterea et vix
à gesticulatione videndas actiones et saltus mirifica volubili-
tate et corporis agilitate in lecto exercet, haucque comœ-
diam septem dies continuavit. »

### OBSERVATION XLVIII.

De J.-F. Henkelius (2). Un garçon de neuf ans, pâle, taciturne, était affecté d'accès d'une nature particulière. « Vibrat brachia, jactitat pedes, conglomerat et in gyrum agitat
corpus, distorquet os, collum, manus, digitos, pedes, ejusque
plantas; brevi agit præstidigitatorum morum et violentum,
etc. Animus semper præsens, extasis nulla. »

(1) Ephemerid. natur. curiosor., decuria 3, annus 8 et 0, 1700, p. 127
(2) Acta physico-medica naturæ curios., vol. iii, p. 347.

Cette observation est remarquable en ce que le malade conservait la conscience pendant l'accès, ce qui n'est pas très fréquent dans les affections de musculation irrésistible.

### OBSERVATION XLIX.

De M. Schlegel (de Meiningen) (1). Une fille de douze ans était sujette aux accès les plus bizarres. Elle se jeta tout-à-coup à terre, s'arracha les cheveux, et se mit à chanter des mélodies. Huit jours après, cet accès se renouvela ; mais alors elle commença à faire des culbutes la tête en haut, la tête en bas, frappa des pieds et des mains autour d'elle, fit de grands gestes, les mains tordues et en se rejetant fortement, en arrière ; quelquefois elle sautait extraordinairement haut, ou bien se jetait à terre, tantôt sur un côté, tantôt sur l'autre ; puis elle agita la tête pendant une demi-heure, poussa des cris en renversant les yeux : Je sens dans le ventre comme un chien ou un chat qui me mord, criait-elle, ça me ronge le cœur, ça me remonte en fourmillant ; enfin son cou et sa gorge se tuméfièrent.

Ces accès se répétaient chaque jour, entre trois ou quatre heures de l'après-midi. Si l'on maintenait fortement la malade, elle manifestait une grande anxiété, de l'agitation, et faisait rage plus qu'à l'ordinaire. Des lotions d'eau froide sur tout le corps augmentèrent la fureur et la violence des spasmes cloniques. Une émission de flatuosités et d'urine terminait le paroxysme.

Une année auparavant, la malade avait bu de l'eau d'une source dans une prairie. Le 26 juin, on prescrivit *calomel*

(1) Allgemeine medicinische Zeitung, n° 48, 1837.

gr. ij, racine de *jalap*, *oleosucre de tanaisie*, aa, un scrupule-1,25 gram., une poudre toutes les quatre heures. Après quatre doses, il n'y eut plus que des émissions aqueuses; elle prit donc une poudre entière toutes les deux heures. Le 27, dans l'après-midi, lorsque j'allai la voir, vers deux heures, je la trouvai les yeux fermés, couchée sur son lit. Je lui relevai les paupières supérieures; les globes se mouvaient assez rapidement, comme un pendule, d'un côté à l'autre. Le bas-ventre maigre se tuméfia et devint aussi gros que la tête d'un homme; il resta dans cet état, plein, arrondi, environ quinze minutes; puis il retomba peu à peu; mais l'anxiété augmenta visiblement, la respiration était difficile, la malade se mordit au bras. Alors un tétanos universel s'étendit sur tout le corps, en rendant les muscles du tronc et des membres raides, durs, immobiles. Puis la malade s'allongea sur son oreiller et se renversa en demi-cercle par dessus le bord supérieur du lit jusqu'à terre. Recouchée sur le dos dans son lit, elle se jeta de côté et d'autre. Ce ne fut qu'après deux heures et demie de cette horrible scène que les yeux, convulsivement renversés et la face vultueuse, extraordinairement rouge, reprirent un aspect tranquille; bientôt après cependant, l'enfant se mit à rire et à pleurer alternativement, criant: du lait! du lait! et elle finit par se réveiller comme d'un songe, regardant autour d'elle avec des yeux sensibles à la lumière et un regard craintif. On lui donna alors une mixtion de *semen contra*, racine de *valériane*, feuilles de *séné* et *assa fœtida*. Lorsqu'elle en eut avalé les deux tiers, elle ressentit des tranchées douloureuses, avec fort ténesme, et elle demanda à sa mère, à dix heures du soir, de la porter dans la cour sur un baquet. Au lieu d'excréments, elle rendit par l'anus un animal vivant. L'enfant poussa des cris d'effroi, et bientôt après elle rendit une autre bête qui n'avait que la moitié de la grosseur de la première. Lorsqu'elle se releva de dessus le baquet, deux grenouilles s'en élancèrent, et elles disparurent si vite qu'on ne put les saisir. Rapportée dans la chambre, elle se plaignit de rongements et de fouillements dans le ventre, elle fut prise de spasmes et se roula comme un peloton, en sorte que les plus grands efforts ne purent séparer ses membres. Au bout d'une heure, les spasmes cessèrent, la malade s'étendit, s'allongea; elle eut le délire, tantôt riant, tantôt pleurant, puis elle redevint tranquille et s'endormit. Au réveil, elle ne se rappela rien de ce qui s'était passé, ni de ce qu'elle avait dit. Dès ce moment, les spasmes reparurent, il est vrai, encore quelquefois, mais moins violents et sans tuméfaction du ventre. Ils finirent aussi par cesser, et cette fille jouit aujourd'hui d'une santé florissante.

### XXXVII. — Complications.

Cette espèce de musculation irrésistible, comme la précédente, se présente le plus souvent avec des complications.

#### A. Complication avec aliénation mentale.

#### OBSERVATION L.

M. Magendie (1) en raconte un remarquable exemple.

M., âgé de 36 ans, d'une grande susceptibilité nerveuse, se maria il y a 6 ans. A la suite de vives contrariétés et d'un violent chagrin, il est devenu triste et taciturne, et peu à peu

_______________

(1) Journal de physiologie expérimentale, 1822, vol. ii, p. 100.

il offrit tous les signes d'une véritable mélancolie, croyant sa fortune perdue, se persuadant qu'il était l'objet de l'animadversion de l'autorité et des railleries du public; son esprit conservait sa justesse sur tout autre sujet. On le fit voyager, prendre des eaux, on le soumit à divers traitements sans aucun succès.

Au mois de septembre dernier, il fut pris d'une certaine raideur dans la jambe et dans la cuisse droite, raideur qui le faisait boiter en marchant. Peu de jours après, une raideur semblable s'empara de la cuisse et de la jambes opposées; puis il perdit *toute influence de sa volonté sur ses mouvements.* Ceux-ci étaient loin cependant d'être paralysés, mais ils étaient livrés en quelque sorte à eux-mêmes pendant des heures entières; ce malheureux jeune homme était alors obligé d'exécuter les mouvements les plus déréglés, de prendre les attitudes les plus bizarres, de faire les contorsions les plus extraordinaires. Il est impossible de peindre par le langage la multiplicité, l'étrangeté de ses mouvements et de ses poses; s'il eut vécu dans des temps d'ignorance, il aurait sans doute passé pour possédé, car ses contorsions étaient tellement éloignées des mouvements propres à l'homme, qu'elles auraient pu aisément être regardées comme diaboliques. Il est digne de remarque qu'au milieu de ses contorsions dans lesquelles son corps grêle et souple était tantôt porté en avant, tantôt renversé sur le côté, en arrière, à l'instar de certains bateleurs, il ne perdait point l'équilibre, et que dans la multiplicité d'attitudes et de mouvements singuliers qu'il a exécutés pendant plusieurs mois, il ne lui est jamais arrivé de tomber.

Dans certains cas, ces mouvements rentraient dans la

classe des mouvements ordinaires; ainsi, sans que sa volonté y
participât le moins du monde, on le voyait se lever et marcher rapidement, jusqu'à ce qu'il rencontrât un corps solide
qui s'opposât à son passage, quelquefois il reculait avec la
même promptitude et ne s'arrêtait que par la même cause.

On l'a vu souvent reprendre l'usage de certains mouvements, sans pouvoir en aucune manière diriger les autres.
C'est ainsi que ses bras et ses mains obéissaient fréquemment
à sa volonté et plus fréquemment encore, les muscles de son
visage et de la parole. Il lui était quelquefois possible de reculer dans l'instant où la marche en avant lui était interdite,
et il se servait alors de ce mouvement rétrograde pour se diriger vers les objets qu'il voulait atteindre. Du reste, ces mouvements ne duraient jamais un jour entier; il avait d'assez
longs intervalles paisibles entre ses accès, ses nuits étaient
toujours tranquilles. A compter du jour où les mouvements
se montrèrent, il y eut une légère amélioration dans son état
moral.

Au mois de décembre, il fut confié à mes soins. Il prit
deux grains de sulfate de quinine par jour; au sixième jour,
il avait repris la direction suprême de son système locomoteur. Il y eut plusieurs rechûtes, la première fut de nouveau
promptement enlevée par le quinine, la deuxième, très légère, les mouvements involontaires ne durèrent que quelques
heures, et disparurent d'eux-mêmes.

L'auteur ne dit pas quelle a été l'issue de cette maladie.

### B. Complication avec hystérie.

### OBSERVATION LI.

De Born (1). Le 16 octobre 1813, une mère m'amena à Francfort sa fille malade. Je trouvai une jeune fille pâle, dont les traits et tout l'extérieur annonçaient plutôt une femme mariée depuis longtemps, qu'une fille de 16 ans. Ses discours avaient toujours quelque chose d'exalté, et la sensibilité, l'irritabilité s'étaient développées chez elle à un si haut degré, qu'à la moindre cause, elle était prise des spasmes les plus violents et de l'espèce la plus diverse. Ce fut ainsi qu'elle en eut un accès lorsque sa mère me raconta la marche de la maladie et toucha à des objets qui lui étaient désagréables. Une autre fois, elle fut attaquée du plus effrayant paroxisme, parce que, selon son expression, elle voulait composer un poème sur la consécration de la terre. La vivacité de son imagination était merveilleuse, ainsi que l'essor de ses idées. L'œil était vif, le pouls rapide, comme tous les mouvements du corps. Alors tous les membres commencèrent à se tordre, et le plus terrible accès eut lieu. Les spasmes la prenaient aussi lorsque quelqu'un la regardait fixement, lui parlait durement, ou bien lorsqu'elle s'effrayait, lorsqu'elle éprouvait une grande joie, lorsqu'un chat ou un chien passait devant elle. En un mot, à la moindre occasion, les accidents suivants se manifestaient avec plus ou moins de modifications, mais offrant toujours le plus singulier mélange de mouvements convulsifs de toute espèce.

L'accès commençait par une jactation alternative de l'un

(1) Archiv. für med. Erfahr. von Horn. 1815. Jul. und Aug., vol. III, p. 669.

et de l'autre bras, si violente et si rapide, que les extrémités supérieures en furent quelquefois luxées et durent être remises. Puis certaines parties du corps devenaient toutes raides et la malade était lancée d'une extrémité de la chambre à l'autre. Quelquefois elle trouvait un point où elle tournait, en alternant, un nombre innombrable de fois et avec rapidité, presque uniquement sur le gros orteil. Si les spasmes attaquaient plutôt les extrémités inférieures, elle se mettait à trépigner, sautait en l'air pendant des quarts d'heure, à deux pieds de haut et davantage, jusqu'à ce que tous les membres se trouvassent enfin dans un état de tension. Alors suivaient des tressaillements dans les bras et les pieds, tantôt un emprosthotone, tantôt un opisthotone, avec contraction de la face, yeux fermés ou regard fixe, rire spasmodique ou cris, pendant lesquels le larynx était comme contracté; balancement violent et rapide de la tête, des deux côtés et en arrière, au point de toucher presque le dos entre les épaules. Tous ces phénomènes alternaient pendant le paroxisme avec une raideur complète des membres, des pirouettes, des cris, des chants, une imitation des cris et des allures d'animaux, tels que le chat, le bœuf, le loup, le chien, etc., jusqu'à ce que le paroxisme se terminât par un délire niais.

Si, pendant le paroxisme, il ne se déclarait pas de spasmes dans les différentes parties du corps, l'imagination prenait un très grand essor. Les accès les plus violents qui, depuis neuf mois, avaient lieu régulièrement le matin, à midi et le soir, et qui quelquefois duraient depuis une demi-heure jusqu'à six ou huit heures, étaient précédés de douleurs intérieures tantôt dans un endroit, tantôt dans un autre. Les accès moins violents commençaient par une augmentation de l'irritabilité; l'œil devenait vif, les joues se coloraient plus fortement, puis des tressaillements se manifestaient dans les bras, de l'agitation dans les *       des contractions dans la bouche et les muscles de la *    spasme cynique); sourire spasmodique, tantôt babil, tantôt aphonie. En outre, la malade commettait souvent la confusion la plus étrange entre certaines lettres de l'alphabet, du *d*, par exemple, et du *t* avec le *g* ou le *p*, et cela par inadvertance et sans effort. Quelquefois l'imagination se montrait extraordinairement excitée; au milieu d'une élocution vive, on remarquait l'état anormal de l'esprit, et poursuivie par son idée fixe, la malade trahissait une véritable folie.

Malgré toutes ses souffrances, la malade, hors des paroxismes, se trouvait dans un état assez satisfaisant de corps et d'esprit ; la menstruation était régulière, l'appétit fort , des symptômes de boulimie n'étaient même pas rares. Le sommeil aussi était généralement très bon , s'il n'était pas troublé par des crampes violentes et par les suites de la tuméfaction des articulations luxées pendant l'accès.

Plus la malade avait de repos et mieux elle se trouvait , plus les accès suivants étaient violents. Ce n'était que dans les cas où les crampes atteignaient le plus haut degré, qu'elle avait les yeux troubles , la face vultueuse et les articulations enflées. Aussi ne pouvait-elle pas remuer les membres sans douleurs. Elle était pareillement de très mauvaise humeur jusqu'au retour de l'accès.

Une chose digne de remarque, c'est que surtout dans le temps où les spasmes commencèrent, elle montra une grande répugnance pour l'eau. Quoiqu'elle eût soif, l'aspect seul de ce liquide, même y penser, suffisait pour provoquer un

accès; aussi depuis plusieurs semaines n'en avait-elle pas bu
une goutte (1).

### C. Complication avec somnambulisme.

### OBSERVATION LII.

De J. D. Brandis (2). Une demoiselle de 16 ans éprouva,
en 1804, plusieurs accès d'une fièvre intermittente, qui se
transforma bientôt en danse de Saint-Guy intermittente. A
heure fixe, de deux jours l'un, les spasmes commençaient
par une contorsion du corps dans un sens déterminé. On
voyait bien clairement que la malade conservait une espèce
de conscience et qu'elle prenait garde de ne pas tomber du
lit ; elle imitait les *aboiements du chien*, les *miaulements du
chat*, etc. Ces accès duraient régulièrement deux, trois, et
même à la fin, quatre heures. Dans les intermissions, la malade éprouvait un peu d'abattement ; mais les fonctions de la
vie végétative se faisaient assez bien. Les accès devenant de
plus en plus violents, je fus forcé d'administrer de fortes

(1) Plusieurs autres exemples de cette complication, qu'il serait inu-
tile de rapporter, ont été signalés par :
J.-V. Jaegerschmidt (Ephemerides physico-med. acad. nat. curios. decur.
  3. annus 3. 1696. p. 191.)
C.-R. Hannes (Nova acta natura curios. vol. 4, p. 118. 1770.)
J.-J. Harder (Ephemer. nat. curios., dec. 3. ann. 2. p. 128. 1694.)
Marc. Gerbezius (Ephemer. natur. curios., dec. 2. ann. 8, p. 230. 1689.)
J.-S. Albrechti (Acta physico-medic. natura curiosor. vol. 4, p. 417. 1737.)
Scherer (Hufel. journ., vol. III, p. 606, 1797.)
R. Lentilius (Ephemer. nat. curios., dec. 2. annus 2, p. 326. 1683.)
C. Conradi (Selectus medicorum francofurtensium. Francofurti ad viar-
  dum, t. I, vol. 2, p. 111. Observatio 2.—1737.)

(2) Hufelands Journal. Aug. 1815, p. 8.

doses de *quinquina* et d'*opium*. Deux onces de quinquina, dans l'apyrexie, et 120 gouttes de laudanum, une heure avant l'accès, enlevèrent enfin la fièvre, sans que l'opium eût exercé le moins du monde sa vertu spécifique. La malade fut parfaitement rétablie. Pendant trois ans, elle jouit d'une bonne santé, qui ne fut troublée quelquefois que par une céphalalgie, durant quelques heures.

Durant l'automne de 1807, la malade éprouva un violent chagrin, et les accès intermittents de danse de Saint-Guy recommencèrent. Plus violents de jour en jour, ils dégénérèrent bientôt en un mélange de danse de Saint-Guy et de somnambulisme. L'accès se déclarait régulièrement, sans varier d'une minute, et commençait par des sauts dignes d'un saltimbanque. Les tours les plus difficiles, comme renverser la tête jusqu'aux talons, n'étaient qu'un jeu pour cette jeune fille, dont les membres n'étaient pas très souples. Quelquefois elle bondissait, saisissait la couronne très élevée du lit avec la main, se renversait et s'y pendait par les pieds. Il était évident qu'elle mettait toujours une espèce de prudence dans ces exercices ; souvent même, dans les sons inarticulés qu'elle poussait, ou dans quelques paroles qu'elle prononçait, on crut reconnaître un encouragement qu'elle se donnait à elle-même. Elle savait parfaitement bien trouver l'oreiller sur lequel elle se laissait tomber la tête la première, et jamais elle ne se fit de mal en sautant ainsi. Pour exécuter un bond, elle s'y prenait à plusieurs reprises, si elle ne réussissait pas du premier coup. Jamais ses mouvements n'indiquèrent un penchant lascif ; lui toucher le corps, ne fût ce qu'avec la main nue, provoquait de violentes douleurs, qu'elle exprimait par un cri perçant, ou quelquefois par des plaintes. Les sauts cessaient tout-à-coup, et cette demoiselle qui, dans ses jours de santé, ne possédait nullement une parole facile, et qui ne parlait ni l'anglais ni le français sans difficulté, quoiqu'elle eût appris ces langues, les parlait alors couramment. Elle déclamait ou chantait des proverbes, des sentences, des chants appris dans son enfance, et depuis longtemps oubliés; puis, au milieu du débit le plus grave, elle faisait un saut, et chantait d'une voix forte beaucoup plus juste que dans ses jours de santé. Souvent elle eut les plus terribles apparitions; elle voyait sa mère dans son linceul; elle se voyait elle-même double, multiple, dans les plus terribles positions; alors ses paupières étaient toujours fermées. Sa mémoire, extraordinairement développée, lui faisait quelquefois défaut, et souvent elle recommençait à plusieurs reprises un vers qu'elle voulait chanter ou réciter; le lui souffler ne servait de rien; il fallait que sa mémoire lui rappelât la strophe oubliée. Elle s'occupait beaucoup de calculer le temps; souvent elle prédisait la durée de l'accès; reculer la pendule, ou recourir à d'autres moyens pareils, était inutile. Jamais elle ne mêlait à ses discours des paroles indécentes. La menstruation était régulière et sans diminution; les organes génitaux surtout ne paraissaient pas malades. Il n'existait pas le moindre soupçon de feinte.

Le *quinquina*, l'*opium*, tous les moyens employés sous toutes les formes et à toutes doses, ne procurèrent pas la moindre modification de la maladie, et n'eurent aucune influence ni sur le sommeil, ni sur les paroxismes. Lors des accès, la malade était dans un état d'épuisement; l'appétit était diminué, et le sentiment de sa malheureuse position l'affectait beaucoup. On cessa toute médication. Enfin, au bout de plusieurs mois, elle fut guérie par un remède que lui conseilla une de ses amies. Quel était ce remède ? je ne pus l'apprendre ; j'ai su seulement que ce n'était pas un médicament proprement dit, et qu'il fut pris trois jeudis de suite, avant le lever du soleil.

Il existe encore d'autres complications de cette espèce de musculation avec plusieurs maladies ; mais comme, en multipliant le nombre des observations, nous ne contribuerions en rien à l'éclaircissement de ces affections bizarres, nous pensons qu'il suffira de les nommer, sans entrer dans des détails.

### D. Complication avec épilepsie.

Observée par Conradi (1) chez un garçon de 10 ans.

### E. Complication avec extase.

De Georges Heintke (2) ; de Andreas Myrrhen (3).

### F. Complication avec la folie musculaire.

Observée par Brunnet, en 1726, et racontée par Martinus (4).

Toutes ces observations n'offrent rien de nouveau, rien d'instructif, et ne valent pas la fatigue d'une traduction très difficile. Nous les signalons toutefois à nos successeurs,

(1) Selectus medicorum francfortensium. Francof. ad Viardum, t. i, vol. ii, p. 110. 1737.

(2) Ephemer. naturæ curios., decur. ii, an. vii, 1689, p. 285.

(3) Ephemerid. natur. curios., decuria iii, annus 9 et 10, p. 391. 1706.

(4) Bartholin Martinus. Dissert. adhibens casum de chorea s. Viti. Argentor., 1730, 16 septemb., p. 3.

moins épuisés que nous par le pénible et ingrat travail des recherches bibliographiques.

### XXXVIII.—Complication avec la ventriloquie involontaire.

Cette complication nous semble si intéressante, que nous y consacrerons un paragraphe spécial.

Il serait inutile d'insister sur l'opinion constatée et généralement adoptée, que les différents sons de la voix et ses modulations sont le produit de l'action simultanée et diversement combinée de plusieurs organes et muscles. Mais les physiologistes ne sont pas d'accord sur un mécanisme particulier de la parole, qu'on appelle ventriloquie. Selon les uns, tels que Haller, Magendie, Mayer, la ventriloquie est le produit de l'inspiration ; selon les autres, comme Richerand, Fournier, J. Müller, elle serait celui d'une aspiration particulière. Quoi qu'il en soit, il arrive quelquefois que, pendant les accès de musculation irrésistible des trois dernières espèces, un pareil phénomène se manifeste involontairement, au grand étonnement des assistants, médecins ou laïques, phénomène qui paraît avoir largement contribué, dans les temps passés, à répandre l'opinion d'une obsession diabolique.

Cette ventriloquie involontaire offre deux caractères bien distincts : l'imitation plus ou moins parfaite des cris d'êtres vivants, des aboiements du chien, des miaulements du chat, etc., ou bien l'imitation du bruit d'objets inanimés, tel que celui de la scie, du rabot, de la pluie, etc.

La complication des musculations involontaires avec l'imitation involontaire de sons animés, était connue déjà dans le moyen âge, et les observations sur cette forme de maladie sont nombreuses, comparativement à la rareté des cas morbides qui présentent cette complication. Nous en avons rencontré des exemples dans les observations précédentes de complication avec hystérie et somnambulisme. Quant à la complication avec l'imitation de bruits inanimés, il n'existe que deux observations, appartenant l'une et l'autre aux temps modernes.

#### A. *Ventriloquie avec imitation de sons animés.*

##### OBSERVATION LIII.

Passant sous silence les auteurs qui se contentent d'une simple mention de ces cris étranges, nous signalerons Eberhard Gockelus (1), comme le premier qui ait publié une observation détaillée, et transcrirons la partie essentielle de ce document historique, dans la langue même dont s'est servi l'auteur.

« Puer decem annorum, terrore pristino correptus, æger, curæ meæ demandatus fuit, cujus paroxysmos convulsivos, admirandas etiam pandiculationes, totius corporis in circulum circumrotationes, membrorumque tortuosas inflexiones satis mirari non potui, inter quas histrionicas ac prodigiosas commotiones pectus manibus vehementius ferit, quatit, brachia vibrat, pedibus calcitrat, variosque sonus ore suo profert, *dum instar canis latrat, gallum gallinaceum cantu suo æqual, ut bos mugit, caprarum ac ovium ballatum edit aliaque hujusce modi animalia voce suâ æmulatur.* »

(1) Ephem. natur. curiosor., decur. II, an. 8, p. 163. 1690.

Les observations des auteurs postérieurs, comme Gesner, Lentilius, Hannes, etc. , n'offrent rien d'assez neuf pour que nous jugions nécessaire de les rapporter.

### B. *Imitation de sons inanimés.*

La première observation de ce genre fut publiée par le docteur Marc, en 1792; mais elle resta dans l'oubli jusqu'en 1834, où une observation analogue de M. le docteur Plath vint exciter l'incrédulité de beaucoup de médecins. A cette occasion , le docteur Marc rappela le fait publié par lui 42 ans auparavant, en le reproduisant dans la *Gazette médicale de Paris.*

### OBSERVATION LIV.

De M. Plath (1). F. C. . âgée de 14 ans, avait eu quelques-unes des maladies ordinaires de l'enfance, et s'était développée d'une manière tout-à-fait normale sous le rapport physique et sous le rapport intellectuel : toutefois il n'était pas possible de méconnaître une certaine prédominance des facultés intellectuelles. Mal portante pendant l'hiver et le printemps, elle fut attaquée, au mois de mai, d'une maladie inflammatoire du cerveau ; au moins lui prescrivit-on des sangsues à la tête, des vésicatoires à la nuque, et vraisemblablement aussi le calomel. Dans le cours de la maladie , il se manifesta peu à peu des mouvements involontaires dans les extrémités, revenant le soir, à la même heure. Ces mouvements ne se produisirent d'abord que dans une main ; plus tard ils se propagèrent et durèrent plus longtemps. Ce

(1) Heckers Annallen der ges. Heilkunde, 1831, Ien., p. 194.

fut au commencement de décembre 1831 que j'entrepris le traitement.

La malade paraissait avoir beaucoup maigri, et était petite pour son âge. A une première visite je la trouval en proie aux mouvements convulsifs, qui, depuis six mois environ, avaient atteint le plus haut degré, en sorte qu'ils duraient alors sans interruption depuis sept heures du matin jusqu'à onze heures du soir, c'est-à-dire pendant seize heures. Les mains et les bras étaient incessamment agités de tressaillements brefs, mais violents, les doigts si fortement serrés sur les pouces incarcérés que l'on ne pouvait ouvrir les mains de la malade qu'avec de grands efforts. Le dos et les extrémités inférieures étaient allongés ; ces dernières attaquées la plupart du temps de spasmes toniques; les doigts des pieds fortement fléchis sur la plante; la tête et le cou dans un mouvement perpétuel, tantôt de rotation, tantôt de balancement soit en avant et en arrière, soit de côté et d'autre. Les paupières étaient fortement dilatées, les globes fixes et un peu tournés vers le haut, les pupilles paresseuses, un peu insensibles à l'irritation de la lumière. La bouche n'était pas fermée, ni les muscles de la face affectés ; la poitrine se soulevait et s'abaissait très irrégulièrement ; des inspirations et des expirations longues et brèves, avec des soupirs, des gémissements et une toux sèche spasmodique ; pouls également petit et tendu aux artères des deux bras, modérément fréquent, isochrone avec les battements du cœur, qui n'offrait rien d'anormal sous aucun rapport. La région du cœur jusqu'à la rate, et particulièrement cette dernière, semblaient assez sensibles, la malade tressaillant à une pression même légère sur cette partie, et contractant douloureusement sa face.

Même dans les intermissions, elle se plaignait aussi d'une douleur dans cette région. Une place également sensible, très circonscrite, de la grosseur d'un schelling à peu près, existait au bord interne de l'épaule droite. La température du corps était tout-à-fait normale, la peau rigide et sèche, la tête un peu plus chaude, et la face pâle se couvrait souvent d'une légère rougeur. Les selles, qui avaient lieu tous les trois ou quatre jours, étaient très consistantes et de la couleur ordinaire. On n'avait remarqué aucune trace de vers. Les émissions d'urine étaient fréquentes et involontaires pendant les spasmes; l'urine elle-même semblait un peu plus claire que dans l'état de santé. Au dire des parents, depuis environ dix-huit mois, la malade n'avait pas pris d'aliments solides; elle avait bu seulement, dans les intermissions nocturnes, beaucoup de boissons mucilagineuses, du lait, et rarement un peu de bouillon. Les spasmes, pendant lesquels la malade ne donnait aucun signe de connaissance, persistaient le plus souvent avec une égale intensité jusqu'à onze heures du soir, puis ils diminuaient peu à peu, et faisaient place à un sommeil paisible qui durait quelques heures. En s'éveillant, la malade se sentait très abattue et faible; elle buvait souvent, dormait par intervalles quelques instants, et c'était vers le matin qu'elle avait les moments les plus lucides. Enfin, habituellement vers sept heures, souvent en venant encore de parler avec toute sa connaissance, elle était prise de quelques tressaillements de la tête et des extrémités; la fixité de son regard et la rigidité de ses traits annonçaient l'approche d'un nouvel accès de spasmes qui atteignaient très promptement le degré d'intensité ordinaire. Au reste l'état général était tel que l'on pouvait douter au premier aspect que les forces suffissent pour le supporter encore huit jours.

La malade avait déjà usé de tous les antispasmodiques employés en pareil cas, sans qu'aucun eût exercé d'influence sur la maladie. Dans ces circonstances, on se borna d'abord à administrer chaque jour un lavement de valériane et de camomille, à la suite duquel l'intestin fonctionnait régulièrement. Plus tard on fit un essai inutile avec *aq. amygd. amar. concent.* et *digitalis*; plus tard encore on donna *strychnin.* à très faibles doses, médicament que la malade avait déjà pris à doses considérables. Pour administrer les médicaments, il fallait profiter du peu d'heures où les spasmes cessaient dans la nuit.

Vers le milieu de janvier 1832, on entendit dans le voisinage de la malade un battement et un grattement plus ou moins fort, et à des intervalles différents, absolument comme si l'on avait frappé du doigt sur le bord du lit et si l'on avait gratté avec l'ongle sur les planches. Les sons venaient si distinctement des environs du lit, que l'on ne douta pas qu'ils ne fussent produits par le frottement des pieds et des mains de l'enfant sur la couverture; erreur que fit promptement cesser l'enlèvement de cette couverture. On ne pouvait songer à une illusion de la part des parents de la malade. Celle-ci fut elle-même mise à différentes épreuves; le lit fut transporté à une autre place, défait, examiné partout avec soin, sans que les sons se modifiassent en rien, lorsqu'on recoucha la malade. On la transporta sur une chaise à l'extrémité opposée de la chambre, et bientôt après on entendit le battement et le grattement, avec cette seule variation qu'il semblait qu'on grattât et qu'on frappât le bois de la chaise,

Sans la prévenir, on transporta l'enfant dans une autre chambre et dans un autre lit; le même phénomène se reproduisit bientôt, et dès cet instant je pus exprimer la conviction que les sons semblaient tenir au voisinage immédiat de la malade; qu'ils ne provenaient, en outre, ni de sa bouche, ni des articulations de ses pieds et de ses mains; qu'enfin ils n'étaient pas produits par quelque autre personne, soit à dessein, soit par hasard. Cette conviction fut partagée par beaucoup de médecins estimables et de laïques qui visitèrent la malade.

Ces bruits commencèrent du 12 au 13 janvier; ils augmentèrent de violence pendant quelque temps, puis ils diminuèrent et cessèrent peu à peu dans la seconde quinzaine de mars. Ils se faisaient entendre et pendant les accès de spasmes et dans les intermissions, mais jamais pendant le sommeil. Ils étaient le plus forts vers le soir, et pouvaient évidemment être provoqués par des influences extérieures; il suffisait, par exemple, de frapper ou de gratter un corps dur; la réponse avait lieu immédiatement en un nombre de coups égal, dans la même mesure et avec la même force. Souvent l'appel d'une personne restait sans écho pendant plusieurs jours, tandis que celui d'une autre obtenait sur-le-champ une réponse. Plus tard, pour provoquer les sons, il suffisait d'en parler ou de fixer le nombre des coups. Chantait-on dans la chambre, ou faisait-on de la musique dans la rue, les sons marquaient souvent la mesure; la nature des sons eux-mêmes variait, et les jeunes sœurs de la malade prenaient grand plaisir à provoquer des battements et des grattements plus ou moins rapides, plus ou moins sonores, des rongements, le bruit de la pluie, celui d'une goutte d'eau qui tombe. Un des sons les plus curieux fut l'imitation du bruit d'une scie ; mais il ne dura que deux jours.

Le lieu d'où provenait le bruit, était diversement indiqué par les différentes personnes qui étaient assises autour du lit de la malade. La malade parut d'abord s'inquiéter de ces sons ; elle s'en plaignait beaucoup dans les intervalles lucides ; une fois même elle dit que l'on travaillait sans doute à son cercueil. Cependant il est hors de doute qu'il était en son pouvoir de produire les sons à volonté, puisqu'un jour elle menaça de ces bruits avant qu'ils se fissent entendre. Je crus aussi avoir remarqué plusieurs fois que, pendant les spasmes, la malade riait en elle-même lorsque les sons répondaient si juste et si promptement à l'appel. Cependant on ne put rien tirer d'elle dans les instants où elle était éveillée et délivrée des spasmes ; elle ne répondait pas, ou bien elle rompait brusquement l'entretien, prétendant ne rien savoir de ce qu'on lui disait et priant qu'on ne la tourmentât pas de questions.

Vers la fin de février 1832, dans un moment où les spasmes étaient encore dans toute leur intensité, le battement cessa tout-à-coup, et l'on n'entendit plus que le bruit de grattement contre le bois du lit. On en enleva toutes les planches qu'on remplaça par une espèce de hamac en grosse toile, et l'on coucha la malade sur un matelas fort mince, sans couverture. Bientôt le grattement se fit entendre, comme si l'on avait gratté la toile du hamac. Dès ce moment ce bruit diminua aussi considérablement ; il ne se laissa plus provoquer comme auparavant, au contraire, il était continuel dès qu'une personne du sexe masculin, ne fût-ce que le jeune frère de la malade, enfant de 6 ans, s'approchait du lit ou le touchait. L'approche ou le contact des individus de l'autre sexe n'affectait pas la malade. Le bruit était surtout fort, lorsqu'on dirigeait les bouts des doigts vers le creux de son estomac, même à quelque distance. Si, au contraire, on s'isolait de la malade, en se couvrant, par exemple, la main d'un mouchoir de soie, le bruit cessait à l'instant. Un jour qu'on employa un mouchoir de soie en annonçant un mouchoir de coton, le grattement continua.

Un autre phénomène singulier était raconté. Dans un accès de spasmes, la malade s'écria plusieurs fois d'une voix anxieuse « Bernard, ne tombe pas », et peu de temps après, Bernard rentra la figure tout en sang. Une autre fois, également pendant un accès de spasmes, elle prit tout-à-coup une broderie placée près d'elle, et sans l'examiner, elle indiqua promptement une place où un léger défaut se trouvait dans le travail.

Vers le milieu de mars, après avoir presque entièrement cessé, le grattement augmenta de nouveau à plusieurs reprises, et cela à l'approche d'un homme que la malade ne connaissait pas, et en présence de qui elle se montrait toujours confuse et rougissait, sans que les tressaillements eussent cessé. Sa mère lui ayant demandé si elle avait déjà vu ce jeune homme, elle répondit : oui, je l'ai vu en songe. Le bruit, au reste, se faisait, dit-on, entendre avant que le jeune homme fût entré dans la chambre. L'époque où ces bruits énigmatiques diminuèrent et finirent par disparaître, se caractérisa en partie par un retour de la connaissance plus ou moins notable, même pendant les spasmes; en partie par une agitation et une mobilité particulière pendant l'accès, offrant un contraste frappant avec la grande faiblesse de la malade dans les intervalles lucides, et exigeant une surveillance attentive. Lorsqu'elle croyait ne pas être vue, elle *se dressait tout-à-coup sur son lit avec une rapidité incroyable, sautait avec une grande agilité et beaucoup d'assurance sur un ciel de lit assez élevé, s'élançait subitement au milieu de la chambre avec une égale rapidité.* Tous ces mouvements s'exécutaient constamment presque sans bruit, tandis que les spasmes continuaient encore dans presque toute leur violence, et au réveil, la malade était si faible, qu'elle pouvait à peine soulever la main, loin d'être en état de sortir du lit.

La mère, femme bien portante de moyen âge s'étant un jour couchée aux côtés de sa fille, remarqua que les tressaillements diminuaient de violence. L'emploi régulier de ce moyen si simple amena peu à peu, dans le courant de l'été dernier, tous les jours à midi, une intermission d'une heure et demie pendant laquelle la malade dormit d'un sommeil paisible. Il était aisé aussi de s'apercevoir que les spasmes diminuaient d'intensité, quoiqu'ils recommençassent encore régulièrement à sept heures du matin et ne finissent complètement qu'à neuf heures du soir. Vers ce temps, la malade ne prenait que des aliments liquides; elle ne voulait rien de solide. Au mois d'août, une salivation spontanée, très abondante, se déclara et elle dura deux mois environ, après quoi elle fit place à une diarrhée séreuse, fréquente et d'assez longue durée, sans que la malade s'en trouvât affaiblie d'une manière notable. Depuis longtemps déjà les émissions involontaires de l'urine avaient cessé; la malade possédait aussi sa connaissance à un bien plus haut degré, même pendant les spasmes. Dans l'automne dernier, elle commença à s'entretenir avec ses proches; jusqu'en février,

elle continua de montrer beaucoup de réserve avec les étran-
gers. Elle commença, à cette époque, à s'occuper par moments dans la journée de travaux d'aiguille ; elle se plaignait
fréquemment de douleurs tiraillantes dans les reins et le ventre. Les seins ayant vers ce même temps commencé à se
gonfler, le corps ayant pris de l'embonpoint d'une manière
remarquable, la taille s'étant développée, ces douleurs pouvaient être regardées comme les prodromes de la puberté,
et la malade, qui ne prenait plus de médicaments depuis
longtemps, reçut de légers ferrugineux, et de la teinture
d'ellébore noir, mais sans résultat. La mère continuait à
partager son lit, sans en éprouver une diminution des forces
ni aucune incommodité. L'effet évidemment favorable de ce
moyen donna l'idée, au commencement de l'été de cette année, de faire un essai avec un jeune chien, qui fut couché
aux pieds de la malade. L'animal maigrit, fut pris de convulsions, et mourut enfin, tandis que l'état de la malade s'a-
méliora sensiblement. Dans l'été, la malade fut envoyée à la
campagne où elle séjourna longtemps, et le grand air, joint à
des bains de marc d'eau-de-vie, enleva les derniers restes de la
maladie. Aujourd'hui elle offre l'image de la plus parfaite santé.

Au mois de novembre 1833, les règles parurent. Les bruits
ont été considérés comme une ventriloquie.

OBSERVATION LV.

De M. Marc (1). J'ai eu, il y a quarante-deux ans, l'occasion d'observer un fait presque semblable, et il a fait le
sujet de ma thèse inaugurale, publiée sous le titre de :

_____

(1) Gazette médicale, t. II, n° 46, p. 726. 1834.

*Dissertatio inauguralis medica sistens historiam morbi rarioris spasmodici, cum brevi epicrisi; Erlangæ 1792.*

Il s'agissait d'une fille de 11 ans, d'une constitution lâche, sujette à des affections vermineuses et muqueuses, qu'on avait combattues par une médication conforme à ces circonstances.

Vers la fin de février de 1791, elle fut prise, après un écart de régime, d'un vomissement muqueux et sanguinolent qui fut calmé par l'huile de momordica. A ce vomissement succéda l'excrétion menstruelle; car malgré le jeune âge de l'enfant, elle était déjà réglée depuis quelque temps.

Huit jours après cet accident, on commença à observer chez elle, presque toujours vers onze heures de la nuit, de l'anxiété précordiale, de l'étouffement et des symptômes convulsifs qui souvent changeaient de forme et offraient un assemblage insolite de spasmes accompagné d'un état de somnambulisme. Ce somnambulisme, qui précédait ou suivait les accès, se manifestait assez souvent aussi pendant le jour, et lors de sa durée la malade se livrait, sans pourtant en avoir la conscience, à divers actes qu'elle avait l'habitude d'exécuter lorsqu'elle était dans l'état de veille.

La marche des accès était à peu près la suivante :

Immédiatement avant chaque accès, augmentation prodigieuse des forces musculaires; pouls accéléré, presque fébrile; hilarité accompagnée d'éclats d'un rire convulsif; bientôt rire sardonique; mouvements spasmodiques des yeux suivis de l'immobilité du globe de chaque œil; refroidissement des extrémités inférieures; pâleur de la face; pouls petit, serré, tantôt intermittent, tantôt plus ou moins accéléré. Le sang paraît quitter la périphérie; il se concentre vers l'in-

térieur. Respiration petite et pénible ; bas-ventre dur, tendu
bouffi. Surviennent ensuite des mouvements convulsifs des
membres. Ces mouvements sont tantôt toniques, tantôt cloniques; parmi eux le trismus prédomine. Ils durent avec
plus ou moins de violence pendant un quart d'heure, même
une demi-heure, et se terminent presque toujours par quelques sauts précipités ou par plusieurs culbutes. Ces culbutes
se répétaient quelquefois d'une manière étonnante. Un jour
où la malade fut surprise à la promenade par son accès, je
lui en ai vu faire une cinquantaine. Pendant que tout ceci
se passait, elle conservait quelquefois sa connaissance,
d'autrefois elle la perdait. Il survenait alors l'opisthotonos,
le pleurotonos, l'angine spasmodique, rarement le tétanos
universel, qui ne durait que très peu de temps. Peu à peu
ces mouvements violents devenaient plus doux ; les membres
se contractaient alternativement, c'est-à-dire que le membre
supérieur droit était convulsionné en même temps que le
membre inférieur gauche, et le membre supérieur gauche
en même temps que le membre inférieur droit. Il survenait
une sueur copieuse suivie quelquefois de sommeil. Après
l'accès, la malade disait souvent avoir bien dormi, ne res--
sentait même quelquefois aucune fatigue, embrassait ses
compagnes et se livrait avec elles à des jeux enfantins.

Ces accès arrivaient ordinairement le soir, après dix
heures. On les faisait cesser quelquefois par des frictions
aux pieds; mais presque toujours ils reparaissaient bientôt
avec plus de violence.

Ils se comportèrent de la manière qui vient d'être dite, depuis la fin de février jusqu'au 14 avril. A cette époque se manifesta un phénomène des plus extraordinaires. Je le rappor-

terai tel que je l'ai consigné dans ma thèse, afin qu'on puisse mieux juger sa similitude avec celui que le docteur Plath à fait connaître.

« Sic se habebat insultuum decursus, inde à fine februarii usque ad diem 14 aprilis. Nunc vero novo quodam augebantur phænomeno, difficillime explicando! Strepitu scilicet in articulationibus, illi simili, quem mura rodendo in parietibus excitare solent, vel qui auditur, dùm unguibus asseres transverse radimus. Hic strepitus in quamcumque supellectilem, ab ægrota tactam, transire videbatur, ac si ex illa proveniret, non ex hujus corpore ; et supellectiles ingenio respondebat et indole, et vi ; ita ut, exempli causa, ægra sella imposita, strepitus in sellæ ligno quasi perciperetur. »

Le 16 et 17 avril, le même bruit fut observé, quoiqu'à un degré moindre. Le 17, on fit faire à la malade une promenade en voiture, et depuis ce moment elle n'éprouva aucun accès pendant huit jours ; mais le 21, après s'être bien portée pendant toute la journée, elle éprouva un accès vers dix heures du soir, et le somnambulisme se prolongea jusqu'à trois heures.

Je ne suivrai pas plus loin le journal de la maladie. Il suffira de dire qu'une saignée fut pratiquée le 2 mai après un accès des plus violents ; qu'à dater de cette époque les paroxysmes devinrent de plus en plus faibles, et qu'ils cessèrent complètement vers la fin du mois.

Je n'entrerai dans aucune explication sur cette singulière maladie, bien que dans ma thèse j'aie cherché à en donner une. Toutefois je ne suis pas éloigné aujourd'hui de lui assigner une origine semblable à celle du cas dont parle le docteur Plath.

Mon but principal était de confirmer la vérité de l'observation de ce médecin, et je le puis avec d'autant plus d'assurance que non-seulement j'ai rendu les plus célèbres professeurs de l'université témoins du phénomène extraordinaire qui s'est offert à mon observation; mais que je me suis méfié et garanti de toute déception en faisant mettre la malade dans un état complet de nudité, et en la portant ainsi, au moment où l'on ne s'y attendait pas, dans un appartement, sans que le bruit de grattement inexplicable ait cessé pour cela de se reproduire.

## G. SEPTIÈME ESPÈCE,

### XXXIX.—Musculation irrésistible et rhythmique.

Quelques auteurs citent des cas de musculation irrésistible, où les mouvements involontaires peuvent être réglés par des sons rhythmiques, comme par le son cadencé d'instruments de musique ou par le chant. La musculation se règle alors sur la mesure de ces sons et devient également rhythmique.

Ce n'est pas ici le lieu de traiter de l'influence des sons et de la musique sur l'organisme humain; il nous suffit de rappeler ce fait généralement connu, que le rhythme des sons produit involontairement chez l'homme des actes synchronistiques et facilite les mouvements. La marche des soldats au bruit du tambour, le chant monotone du matelot en levant l'ancre, etc., sont autant d'exemples de la puissance régulatrice de ces sons. Ce qui nous intéresse particulièrement, ce sont les faits pathologiques où se manifeste un mouvement rhythmique du corps en masse. Ils sont très peu nombreux, et aucune appréciation sur l'exactitude de semblables observations ne nous étant possible, nous nous bornerons à les rapporter tels que nous avons pu les recueillir.

Qu'il nous soit permis, toutefois, de ne pas admettre ceux qui exigent une foi par trop robuste, et auxquels une interprétation erronée a laissé prendre dans la  science une place à laquelle ils ne nous paraissent avoir aucun droit. Telle est l'observation relatée par *J. A. Limprecht* (1). Ce médecin raconte qu'il a traité et guéri à Londres une jeune personne qui, chaque année, au commencement de l'hiver, était prise d'accès involontaires de danse. Cette périodicité annuelle fait de ce cas un pendant à ceux des danseuses de Horst (voy. p. 17), et des danseuses des Cévennes, dont Sauvages nous a dit *le fin mot* (voy. p. 18). Dans plusieurs autres cas, comme dans ceux que rapportent *Riedlin* (2) et *Allen* (3), la danse est évidemment un symptôme concomittant d'aliénation mentale.

Nous ne connaissons que trois faits qui méritent d'être tirés de l'oubli. L'un, surtout, celui que raconte le docteur Wood, jouit d'une certaine célébrité ; on le trouve cité dans presque tous les auteurs qui se sont occupés de la chorée.

### OBSERVATION LVI.

D'Uberto Betolli (4). Une nonne de 31 ans, d'une consti-

<hr>

(1) Ephem. natur. curiosor., decur. III, an. 2. observ. 128. Norimbergæ. 1694.

(2) Lineæ medicæ anni 1696, mensis januarius. Obs. XVI, p. 23. Vindobonæ. 1698.

(3) Synopsis universæ medic. practicæ. Francofurti. 1753, p. 28.

(4) Opuscoli medici. Parma. 1801.

tution très délicate, d'un tempérament extrêmement irritable, consulta l'auteur au mois d'avril 1804.

Depuis un an environ, elle éprouvait une sensation de pesanteur et des douleurs sourdes dans la profondeur du bassin ; peu à peu il s'y était joint des accidents de dyspepsie, flatulence, météorisme, gargouillements dans le ventre, ténesme, selle pénible, quelquefois sanguinolente. Elle était alors tourmentée, en outre, par des spasmes chroniques dans les membres supérieurs et les membres inférieurs, avec peau froide, puis flatuosités avec grand bruit, pression vers l'anus, sensation de constriction dans la profondeur du bassin. Il y avait des intermissions où elle éprouvait du soulagement. C'était le bas-ventre, surtout, qui était le siége des sensations douloureuses les plus variées; mais la malade ne pouvait ou ne voulait pas les décrire exactement. La menstruation, d'ailleurs, était tout-à-fait régulière. Cet état de malaise augmentait constamment. Les spasmes cloniques s'étendaient sur la plupart des muscles fléchisseurs, sur ceux du tronc et des bras, à l'exception de la tête et du cou, qui, pendant toute la maladie, restèrent soumis à la volonté. L'action des extenseurs alternait avec eux. Les muscles des jambes paraissaient exempts de mouvements convulsifs; mais une sensation de contraction s'y faisait aussi sentir. C'était donc une danse de saint Guy. Si l'on avait voulu douter encore de la nature du mal, un essai que l'on fit aurait dissipé toute incertitude. La malade, en effet, dut se lever; elle fit quelques pas, puis elle commença à se mouvoir de la manière la plus gracieuse, non pas en bonds sauvages, involontaires, mais avec une expression et une pantomime qui avaient pour but de peindre l'état de l'âme. Ces mouvements

augmentaient et diminuaient régulièrement de violence; l'exacerbation s'annonçait par des gargouillements dans le ventre,
des flatuosités et d'autres sensations des plus variées. On administra sans succès une infinité d'antispasmodiques. Un
court instant de repos fut suivi de nouveaux accès plus intenses, auxquels se joignirent des illusions et des hallucina-
tions. Au mois de novembre, on eut recours à la musique.
La malade suivit le rhythme dans ses mouvements avec une
grâce parfaite, et elle dansa ainsi pendant cinq quarts d'heure,
jusqu'à ce qu'elle fût reportée dans son lit, inondée de sueur
et épuisée. Pendant plusieurs semaines, on employa la musique comme moyen curatif, et les symptômes morbides
finirent par disparaître peu à peu. Le 21 décembre, la malade fut parfaitement rétablie, et resta insensible dès lors à la
musique.

OBSERVATION LVII.

De Kinder-Wool (1). Alice Whitworth, jeune femme de
22 ans, demeurant chez son père, consulta le docteur Wood
le 28 février 1815. Elle se plaignait de cruelles douleurs dans
le côté droit de la face, s'étendant depuis le cou jusqu'aux
tempes, et occupant les dents et les gencives. Mère de deux
enfants, elle nourrissait encore le dernier âgé de 14 mois.
La menstruation avait été régulière les trois derniers mois.
Ses occupations l'exposaient à de fréquentes alternatives de
chaleur et de froid, ainsi qu'à l'humidité. Un liniment volatil
adoucit les douleurs; au bout de deux jours, elle retourna
à ses travaux.

(1) Medico-chirurg. Transactions, vol. vii, p. 237. Lond. 1816.

Le 24 février, à sept heures du soir, elle se plaignit d'une pesanteur dans les yeux, qu'elle avait déjà ressentie par intervalles dans l'après-midi. En l'examinant, sa mère lui trouva l'air tout égarée. Il s'établit un mouvement involontaire des paupières qui s'abaissaient et s'élevaient avec une indicible rapidité; cela dura environ un quart d'heure. Bientôt après suivirent des mouvements involontaires du bras droit et de la jambe droite, durant dix minutes également. Après une intermission de dix minutes, ces mouvements recommencèrent avec plus de violence dans les bras et les jambes, et ils duraient depuis une heure, lorsque le médecin arriva. L'accès persista encore deux heures, après quoi la malade plus tranquille put être mise au lit. Il y eut encore de légers mouvements pendant vingt minutes environ; mais la nuit fut paisible. Les mouvements observés par le docteur Wood, lors de sa première visite, se caractérisaient ainsi :

Les mains ouvertes frappaient les cuisses avec la plus grande rapidité, tandis que les pieds battaient le sol; les avant-bras frottaient sans discontinuer les cuisses; le radius avait un mouvement de rotation sur le cubitus, tandis que la main se remuait en avant et en arrière. Les bras s'étendaient quelquefois, la paume de la main tournée à l'extérieur. Les dos des articulations des mains se heurtaient fréquemment et violemment l'un contre l'autre; d'autres fois le médius étendu en dedans battait la paume de l'autre main avec une incroyable rapidité. Tandis que les membres supérieurs se livraient à ces mouvements désordonnés, les membres inférieurs ne cessaient de battre le sol, et les paupières s'ouvraient et se fermaient avec beaucoup de violence. On appliqua un vésicatoire sur la nuque, on administra une dose de sulfate de magnésie et, toutes les trois heures, une potion de River avec de l'ipécacuanha et de la teinture d'opium.

25 février. Les mouvements recommencèrent vers six heures du matin dans les bras et dans les jambes, et ils augmentèrent graduellement de violence jusqu'à huit heures où la malade se leva. Dans la journée, les accès se répétèrent presque toutes les heures après une durée de deux heures, et ils se caractérisèrent comme le 24, seulement ils furent plus violents. Le clignottement des yeux se terminait ordinairement par une céphalalgie de courte durée, par des nausées et des vomissements. Le soir, les mouvements décrits s'étendirent aux muscles du tronc et du bassin, en sorte que la malade se soulevait subitement de sa chaise et retombait assise, sans se dresser jamais debout; mais tout cela se faisait aussi vite que possible. A onze heures, l'accès cessa, et la malade se mit au lit.

26 février. Au lit se manifestèrent de légers mouvements dans les membres. La malade se leva à neuf heures; les symptômes s'exacerbèrent et acquirent un degré tout particulier de violence. Pendant un longtemps elle fut ballottée de côté et d'autre dans un fauteuil; quelquefois elle se dressait sur ses pieds et se mettait à sauter et à trépigner avec une violence extrême. Elle avait mal à la tête, les paupières étaient douloureuses, et souvent elle éprouvait un désir irrésistible de courir et de sauter. Vers onze heures du matin, les accidents cessèrent, la malade était épuisée; l'accès recommença pour la seconde fois à midi, et pour la troisième dans l'après-dînée. Elle se mit à courir dans tous les coins de la chambre, frappant violemment avec les mains les meu-

bles et les portes devant lesquels elle passait et semblant prendre plaisir au bruit qu'elle produisait ainsi. Le quatrième accès, qui eut lieu dans la nuit, fut très violent, et se termina par des nausées et des vomissements. Elle se coucha à onze heures. Les nuits sont toujours bonnes. Les trois derniers accès avaient surpassé tous les autres en violence; mais chacun d'eux n'avait duré qu'une demi-heure. Comme elle avait eu, le 25, une forte selle; et qu'elle n'éprouvait encore aucun soulagement, elle reçut, soir et matin, quatre grains de vitriol blanc, et toutes les trois heures, quatre gouttes de la solution de Fowler avec dix gouttes de teinture d'opium.

27 février. L'accès commença au lit et fut violent, mais de courte durée. Lorsque la malade se leva à dix heures, elle eut un second accès qui, sauf une intermission de cinq minutes, dura une heure entière. Cette fois, elle frappa les meubles avec un redoublement de violence. Les mains sur le dos et un genou en terre, elle bondissait tout-à-coup et frappait le plafond de la paume de la main. Pour ce faire, elle sautait à quinze pouces au-dessus du sol. Ses parents durent enlever tous les clous qui se trouvaient au plafond. Quelquefois elle dansait sur une jambe, tenant l'autre dans sa main, et changeant par moments de jambe. Le soir, ses parents remarquèrent qu'elle frappait les meubles plus longtemps et en mesure. Pour clore cette musique, elle frappait un coup plus violent. Plusieurs amis de la maison remarquèrent la régularité des coups, et s'aperçurent que les mouvements devenaient plus réguliers, en ce qu'ils se modifiaient évidemment par la succession régulière des coups. Elle frappait de préférence sur une petite porte mince, sur le dessus de

la commode, la pendule, la table ou un petit paravent de bois placé devant la porte. L'accès cessa vers neuf heures, et la malade se coucha.

28 février. Elle se leva à huit heures, sans souffrir; mais à neuf heures et demie, l'accès recommença. Les mouvements involontaires furent moins effrayants. Au lieu d'avoir la même violence et la même irrégularité qu'auparavant, ils se bornèrent à une promenade dans la chambre, pendant laquelle la malade frappa en passant les objets à sa portée. Au début de l'accès, ses lèvres remuèrent comme pour parler, mais on ne perçut aucun son. Rien n'était plus curieux que de voir la malade marcher dans la chambre, tantôt avec la vivacité d'une contredanse, tantôt avec la gravité d'un menuet, portant ses bras non-seulement avec facilité, mais quelquefois même avec grâce. Par moments elle posait ses pieds de manière à les placer sur les interstices des briques qui couvraient le sol; c'était surtout le cas quand elle regardait à terre. Levait-elle les yeux, elle éprouvait un désir irrésistible de s'élancer jusqu'au plafond et de toucher les trous ou les taches qu'on y remarquait. Regardait-elle autour d'elle, son désir n'était pas moins vif d'insinuer son index dans les fentes des meubles, etc. Un trou du paravent l'avait reçu des centaines de fois, et cela avec une rapidité et une précision incroyables. Il y avait une certaine partie du mur contre laquelle elle aimait à se placer pour danser, ou à rester, le dos appuyé, pendant deux ou trois minutes. A midi, il y eut une intermission de trois heures, pendant laquelle on lui fit prendre six grains de calomel avec autant de jalap.

L'après-midi, les accidents reparurent, se comportant à

peu près comme le matin. Une personne présente, étonnée de sa manière de frapper sur la porte, crut reconnaître l'air et se mit à chanter. *Dès que la malade l'entendit, elle se tourna vers elle, et s'approcha en dansant jusqu'à perdre haleine. Au bout d'un instant, cette personne recommença à chanter, et continua jusqu'à la fin de l'accès.* La nuit précédente, le père avait déjà exprimé le désir de se procurer un tambour, frappé qu'il était de la danse de sa fille ; l'ardeur avec laquelle il la vit danser à une chanson, le confirma dans son idée, et, dès le soir, il eut un tambour et un fifre. Lorsque, après une intermission de deux heures, l'accès recommença, les musiciens se mirent à exécuter un air populaire fort en vogue dans le pays. *Aussitôt la malade s'approcha aussi près que possible du tambour, et dansa jusqu'à ce qu'elle manquât la mesure.* Alors les mouvements involontaires cessèrent sur-le-champ. La première fois, ce fut au bout de cinq minutes et demie, montre en main. *Ayant manqué la mesure, les mouvements s'arrêtèrent.* Elle recommença à danser pour la troisième fois ; mais au bout d'une minute et demie, elle perdit la mesure, et les mouvements cessèrent. Les musiciens recommencèrent à jouer, dès que les mouvements se manifestèrent de nouveau et avant qu'elle se fût levée de dessus sa chaise. De cette manière ils interrompirent quatre fois l'accès, la malade n'ayant pas quitté son siége. L'accès cessa pour ce soir-là.

1er mars. La malade se leva bien portante à sept heures et demie. Au récit de ce qui s'était passé la veille, le médecin jugea que les accès avaient diminué de durée. Comme il avait toujours vu les médicaments agir très lentement sur les jeunes personnes atteintes de cette espèce de maladie, il

engagea les parents à poursuivre leur expérience, tout en
continuant la médication. Désirant observer par lui-même
l'influence de la musique sur le mal, il se rendit auprès de
la malade à midi et la trouva dansant au son du tambour.
Elle dansa ainsi une demi-heure sans manquer la mesure,
le musicien jouant lentement. Le pouls donnait 120 pulsations par minute. Elle remuait les lèvres avant de commen-
cer la danse, et en approchant son oreille, le médecin entendit qu'elle chantait un air. L'accès passé, il l'interrogea
et elle lui répondit qu'elle avait toujours un air dans la tête et
que quelquefois il la dominait tellement qu'elle était forcée de
se livrer à ces mouvements involontaires. Les mouvements
cessèrent à quatre heures; mais ils revinrent à huit, et le
médecin fut appelé. On avait fait venir deux tambours, dont
l'un, sur lequel on battait, n'était pas monté. Tant que la
batterie continua sur celui-ci, la malade dansa en mesure,
mais dès que l'on commença à battre l'autre tambour, monté
dans l'intervalle, les mouvements cessèrent. L'accès s'interrompant quand la malade manquait la mesure, le médecin
fit changer de mesure, pendant qu'elle dansait, et l'accès
s'arrêta aussitôt. Il s'interrompait également, lorsque la mesure était si pressée que la danseuse ne pouvait la suivre.
On était étonné de la rapidité et de la violence des efforts
musculaires faits par la malade pour suivre alors la mesure.
Dans cette soirée, le docteur Wood la vit s'asseoir cinq
fois à l'instant où elle perdit la mesure; il ordonna donc aux
musiciens d'exécuter une batterie continuelle au lieu d'un
accord régulier. La malade se leva, et dansa environ cinq
minutes au bruit confus des deux tambours. Les mouvements
cessèrent aussitôt et elle s'assit. Au bout de quelques minu-

les, lorsque les mouvements recommencèrent, on la laissa danser pendant cinq minutes, puis les tambours s'étant mis à battre sans mesure, le résultat ordinaire ne se fit pas attendre : les mouvements s'arrêtèrent et la malade s'assit. Quelques minutes après, l'expérience fut répétée avec le même succès. Il paraissait établi que l'on pouvait arrêter instantanément l'accès. Le médecin voulut l'interrompre entièrement et briser la chaîne des associations irrégulières qui constituaient la maladie. Comme à cette période, les mouvements commençaient toujours dans les doigts et s'étendaient vers le tronc le long des extrémités supérieures, il recommanda au tambour de bien prendre garde lorsqu'elle se lèverait pour danser, et avant qu'elle eût quitté son siége, de se mettre à battre sans mesure. De cette manière, la malade fut six fois de suite empêchée de se lever. La même recommandation fut faite à la famille, qui devait avoir recours au même moyen dès que les premiers symptômes de l'accès se manifesteraient.

2 mars. La malade se leva à sept heures, et les mouvements commencèrent à dix. Elle dansa deux fois avant que le tambour fût prêt; plus tard, elle essaya quatre fois de danser, mais un seul roulement du tambour bien tendu suffit pour l'enchaîner sur sa chaise, et les accès ne se renouvelèrent pas. La maladie l'avait beaucoup affaiblie et épuisée ; mais elle lui avait laissé un bon appétit. Ce même jour, dans la soirée, se montra, surtout autour des coudes, un exanthème de taches rouges, isolées, qui disparut le troisième jour. Le 4 mars, la menstruation coula comme à l'ordinaire; le 8, la malade était parfaitement guérie. Pendant la maladie et deux jours encore après la guérison, elle éprouva, principalement au

lit, une sensation comme si des insectes lui couraient, en dé-
crivant des cercles, sur la peau surtout des cuisses. Les selles,
surtout après l'emploi des laxatifs, prirent une couleur peu
naturelle; elles devinrent muqueuses et répandaient une odeur
dégoûtante. Le pouls, jamais au-dessous de 108, s'éleva
souvent à 130 après un accès; la malade était alors, presque
toujours, épuisée et avait envie de dormir. Deux fois, depuis
cette époque, elle a eu de légers accès dans les paupières,
qui ont cessé toutefois sans devenir douloureux. Dans la
crainte que la maladie n'influât sur le lait, l'enfant fut bientôt
sevré. Le médecin insista d'autant plus sur ce point, qu'il se
proposait d'avoir recours à des douches froides, dont l'emploi fut rendu inutile par le prompt amendement des symptômes. La sécrétion du lait fut facilement arrêtée.

Cette femme qui, avant sa maladie, n'avait jamais su danser
une contredanse, exécutait des pas qui ne s'apprendraient
pas sans peine. Quelquefois elle se levait sur les orteils et
marchait sur la pointe des pieds. Quelquefois elle battait la
mesure avec l'orteil et le talon d'un pied, tandis que tout son
corps reposait sur l'autre pied, dont le talon était levé en l'air.

On ne remarqua, dans ce cas, aucun affaiblissement des
facultés intellectuelles, ni pendant, ni hors les accès. La
conception et le jugement étaient parfaits; la malade répondait juste à toutes les questions. Dans les intermissions, elle
se livrait à divers travaux domestiques, soignait son enfant,
etc., quoique les nombreux visiteurs, attirés par la curiosité,
l'agitassent beaucoup. Elle nourrissait l'espoir de guérir,
connaissait fort bien sa situation et savait de quelle utilité
lui étaient les instruments de musique; aussi demandait-elle
qu'on en continuât l'emploi.

Il est difficile de dire jusqu'à quel point le moral se trouva dans un état de surexcitation au commencement de la maladie, car ce ne fut que le 27 février qu'on découvrit la relation des idées involontaires avec les mouvements involontaires. Lorsque la danse avait commencé, le médecin remarqua que la malade prenait grand plaisir au bruit du tambour, et qu'en quelque posture que l'eussent mise les mouvements involontaires, elle ne manquait jamais de se tourner vers le musicien au premier son de l'instrument. La maladie paraît avoir consisté en une surexcitation morale associée à des mouvements volontaires; l'interruption de cette association irrégulière procura la guérison. Il est très vraisemblable que le bruit du tambour, dans un espace d'une vingtaine de pieds carrés, fut très salutaire, en interrompant la chaîne des idées musicales qui agissaient sur le moral surexcité, et en rétablissant le rapport des opérations de l'esprit avec les objets extérieurs. Les muscles des mouvements volontaires ne tardèrent pas non plus à s'associer à l'instrument, comme le prouvait la cessation des effets extraordinaires au moment où la malade perdait la mesure.

Les mouvements involontaires devinrent plus fréquents à mesure que les moyens employés en abrégèrent la durée, comme si la maladie se fût efforcée de répéter ses effets interrompus. Aucun nouvel accès n'ayant eu lieu depuis cinq semaines, le docteur Wood tint la malade pour guérie. Mais le 10 avril, elle alla le consulter de nouveau, se plaignant d'avoir éprouvé, le 4, de faibles mouvements dans la face. Le 6, elle s'était laissé persuader de se faire électriser. Le 7, son état était empiré. Le 8, il y avait eu de l'amélioration; mais le 10, une exacerbation nouvelle, les mouvements affectant les yeux, les paupières et les muscles de la face.

Depuis le premier accès, le ventre avait toujours été maintenu libre au moyen de laxatifs, mais les menstrues n'avaient pas paru à l'époque ordinaire. Le moral n'était pas positivement surexcité ; le pouls était à 90 et faible ; la malade se plaignait de faiblesse et de lassitude, et en sortant de chez le médecin, le mal attaqua son bras droit. Une poudre de calomel et de rhubarbe procura trois selles dans l'après-midi ; les matières étaient muqueuses, puantes, de couleur foncée. La malade reçut, en outre, 15 grains de quinquina trois fois par jour.

11 avril. La malade fit voir au docteur un exanthème qui lui était venu près du coude, au moment où les mouvements avaient recommencé. Ce jour-là, les mouvements affectaient surtout les yeux, les paupières et la face ; les muscles de l'avant-bras droit étaient aussi attaqués d'une manière particulière. L'estomac était plein de vents ; il s'y était joint des éructations, de l'abattement, de la paresse et de la pesanteur. Pouls à 108 et faible. Il y avait eu trois nouvelles selles foncées, puantes et muqueuses. Le mal faisait des progrès visibles. Le purgatif fut répété ; 15 grains de quinquina avec deux grains de rhubarbe, administrés trois fois par jour, et quatre grains de *pilules bleues*, chaque nuit.

12 avril. Mouvements considérables dans les paupières, le bras et l'avant-bras, avant de se lever ; moindres dans la journée. Deux selles molles, puantes, urine de couleur foncée ; l'exanthème rentrait. Médication continuée.

13 avril. Plusieurs selles foncées, puantes, muqueuses, pas de mouvements irréguliers ; appétit meilleur. Médication continuée.

14 avril. Pas de mouvements irréguliers. La malade se plaignait de douleurs qui s'étendaient le long du côté droit de la face, des dents et des gencives, semblables à celles qu'elle avait déjà éprouvées. L'exanthème était encore visible en partie. Plusieurs selles naturelles. Même médication.

15 avril. Le malade n'avait pas eu de mouvement irrégulier des muscles; l'appétit était bon; elle n'était ni triste, ni assoupie; les douleurs persistaient; plusieurs selles molles, mais naturelles.

16 avril. Une peur avait provoqué quelques accès dans les paupières; pouls à 120; langue jaune-clair, humide et molle, appétit meilleur; moins d'éructations; deux selles naturelles, mais molles. Médication continuée. Une poudre apéritive tous les deux jours, le matin, et une pilule de mercure, tous les deux jours, la nuit.

17 avril. Selles peu colorées, sans odeur ni mucosité; pas de mouvements irréguliers.

18 avril. Ventre libre, pas de mouvements irréguliers. Continuation du quinquina, sans la rhubarbe.

19 avril. La malade se sentait paresseuse, elle avait de fréquentes éructations; elle avait eu trois selles naturelles, mais molles; paupières un peu affectées. Le quinquina fut continué trois fois par jour, avec adjonction d'un demi-grain d'opium, 3 grains de castoréum et 2 grains de camphre. La pilule de mercure fut supprimée.

20 avril. Journée très bonne.

21 avril. Deux selles molles, d'ailleurs naturelles. Paupières affectées dans l'après-midi. Appétit et forces améliorés. La poudre fut continuée.

22 avril. Pas de selle. Langue humide, couverte d'un en-

duit jaune-clair; pouls à 90; paupières un peu affectées. Les poudres furent continuées, et, en outre, il fut administré une poudre apéritive de calomel, de rhubarbe et de jalap, 4 grains de chacun, à prendre de deux matins l'un.

Jusqu'au 27 mai, la santé resta bonne; seulement, la malade ressentait de temps en temps un léger pincement dans les paupières. Mais ce jour-là, elle eut six accès dans les bras et les jambes, absolument comme la première fois, précédés de fortes nausées et de mouvements dans le creux de l'estomac, que le docteur Wood regarda comme des affections analogues dans la membrane musculaire de l'estomac.

28 mai. Six nouveaux accès semblables. La famille eut recours au tambour qui, quatre fois de suite, soulagea la malade sur-le-champ. Les accès avaient déjà cessé, lorsque le médecin arriva pour sa visite du soir. Bas-ventre paresseux; pouls à 100 et faible. La malade se croyait enceinte de trois mois.

20 mai. Les mouvements irréguliers se circonscrivirent aux yeux et aux paupières; ils étaient accompagnés d'une sensation de plénitude et d'angoisse dans la poitrine.

30 mai. Lorsque le mal attaqua, ce jour-là, les yeux et les paupières, la malade se mit elle-même à battre du tambour, et les mouvements cessèrent aussitôt; mais ils recommencèrent, et lorsqu'elle eut recours au même moyen, elle n'en éprouva aucun soulagement. Alors un jeune garçon, qui travaillait dans la maison, prit le tambour, et l'accès cessa dès qu'il commença d'en battre. Ce jour-là, les mouvements des yeux et des paupières furent quatre fois interrompus par le tambour.

31 mai. Mouvements interrompus deux fois par le tam-

bour battu par la malade elle-même, et une fois par une batterie exécutée par son frère.

Depuis ce jour, jusqu'au 5 juin, elle se porta tout-à-fait bien. Le 5 juin, le mal attaqua les muscles abdominaux et la membrane musculaire de l'estomac; il excita des mouvements considérables dans les parois abdominales, et l'accès se termina par des vomissements de bile débilitants.

7 juin. L'accès s'étendit aux muscles du dos et du cou. Tête rejetée en arrière, tellement que la tension du larynx ne permettait à la malade de respirer que difficilement, et produisait un son semblable au croup. Yeux, bouche et face tout contournés; plusieurs fois, après avoir été couchée sur le dos, la malade se retourna lentement, mais involontairement, sur le côté.

11 juin. Elle dansa six fois, tournoyant fréquemment et très rapidement pendant cinq minutes, jusqu'à ce que le mouvement se terminât par des vomissements de bile. Le 12, elle dansa aussi souvent, mais avec moins de régularité; la danse consistait en mouvements irréguliers, terminés souvent par des vomissements. Le 8, on lui appliqua un vésicatoire sur la tête, et, pendant qu'il tirait, elle crut éprouver du soulagement.

13 juin. Elle prit, ainsi que le 15, un vomitif qui la soulagea la première fois, mais non la seconde. Le 13, le 14 et le 15, les mouvements diminuèrent; mais ils laissèrent de terribles douleurs dans la face.

16 juin. On lui appliqua avec succès trois sangsues au visage. Le 17, on lui fit une saignée de huit onces, qui diminua les douleurs.

18 juin. La malade se sentait faible et abattue ; elle avait des mouvements dans les paupières et dans le bras gauche ; selle foncée.

19 juin. Accès dans les muscles du bras, le ventre et le cou, avec respiration courte ; selle.

20 juin. Santé fort bonne.

21 juin. Accès dans les muscles de la poitrine, avec dyspnée ; yeux et paupières affectés. Nouvelle saignée de huit onces, d'un effet salutaire. Le médecin avait pratiqué la saignée à cause de la grossesse ; ce bon résultat l'engagea à la répéter. La malade resta bien portante jusqu'au 9 juillet, où se déclarèrent de nouveau des mouvements involontaires. L'état ayant empiré jusqu'au 11, une saignée de onze onces fut pratiquée, et fut suivie d'une amélioration immédiate. La malade se porta bien jusqu'au 2 août, où il y eut de nouveau de légers mouvements involontaires. On fit une forte saignée, et les mouvements involontaires ne reparurent plus.

Depuis le 7 juin, où les accès avaient attaqué le cou, le tambour n'avait plus eu le pouvoir de les abréger. La malade est actuellement bien portante et gaie.

OBSERVATION LVIII.

De Passini (1). Louise Milani, 17 ans, délicate, mal réglée, fut atteinte, en décembre 1820, d'une fièvre rémittente, accompagnée de douleurs à l'épigastre et d'un assoupissement auquel succédaient par intervalle de courts instants de veille,

(1) Anali universi di medicina compil. dal D. Omodei. vol. xxi. Milano. 1823, feb., p. 223.

pendant lesquels elle ne pouvait proférer aucune parole. Appelé par les parents de la malade, je la trouvai dans cet état. J'ordonnai un purgatif hydragogue doux qui fit cesser les douleurs. Deux jours se passèrent, la fièvre diminua, la malade n'éprouvait plus que de légers accès, qui se faisaient sentir vers le coucher du soleil, lorsque, trois jours après le purgatif, on vint me chercher, afin que je me rendisse en toute hâte auprès de cette jeune fille, qui, me dit-on, ne donnait aucun signe de vie. Arrivé près d'elle, je la trouvai dans une lipothymie profonde, le pouls dur et lent, accompagné d'intermittences sensibles ; le visage pâle et hâve se colorait tout-à-coup d'un rouge foncé par intervalle. L'horloge de l'église étant venue à sonner en ce moment, la malade ressentit une secousse pendant le temps que dura la sonnerie, elle remua le pouce de la main droite et le gros orteil du pied gauche ; tout cela s'étant passé en ma présence, je demandai aux assistants s'ils n'avaient pas d'instrument de musique ; sur leur réponse affirmative, je les engageai à toucher de leur clavecin, et la malade, par des mouvements généraux et partiels, accompagna les sons de cet instrument.

D'après les symptômes que j'avais remarqués, je n'hésitai point à déclarer que la jeune Milani était atteinte de la chorée ou danse de saint Guy ; je fis à cet effet venir les joueurs de violon et de clarinette. Lorsqu'ils furent arrivés, je fis habiller la malade le mieux qu'il fut possible pour la position où elle se trouvait, puis je fis signe aux musiciens de jouer. A peine eurent-ils commencé qu'elle se jeta hors de son lit, et, les yeux fermés, elle dansait, suivant parfaitement les sons des instruments. Ils continuèrent leur musique, et, dans la soirée, on vit avec surprise entrer en danse une des sœurs de la malade, âgée de 40 ans, veuve, et déjà mère de huit enfants.

Tous les assistants restèrent émerveillés d'un semblable fait ; on m'envoya chercher de nouveau pour savoir ce qu'il fallait faire dans un cas si extraordinaire. J'accourus pour la seconde visite, et je trouvai la veuve dans le même état que sa sœur, offrant absolument les mêmes symptômes que ceux qui viennent d'être énoncés. Examinant le fait avec tout le sérieux possible, je fis cesser la musique, parce que je voyais que mon remède allait provoquer le mal contre lequel je le dirigeais.

Les parents renvoyèrent les musiciens ; mais ceux-ci voyant que par là ils perdaient leur récompense, flattèrent les parents de l'espoir que les malades seraient promptement guéries s'ils continuaient à jouer de leurs instruments. A cette assurance se joignirent les instances des danseuses elles-mêmes, et les parents permirent que l'on continuât. Au fait, après deux jours et deux nuits d'une musique non interrompue, les danseuses se fatiguèrent tellement qu'elles déclarèrent aux assistants qu'elles étaient guéries.

Le lecteur peut comprendre les murmures qui s'élevèrent contre moi ; mais, feignant de les ignorer, j'attendis de jour en jour que l'on vînt m'annoncer une rechute. Treize jours seulement s'étaient passés lorsque je fus de nouveau consulté, parce que les deux malades étaient, comme la première fois, redevenues sensibles à l'action de la musique. Je renouvelai ma visite, et je trouvai les deux sœurs très affaiblies : les pieds de la veuve étaient œdémateux ; je prescrivis une décoction de quinquina et de valériane, dont on fit usage le matin pendant huit jours. Mes prescriptions furent suivies, peu après les forces commencèrent à revenir, sans que les accidents de la chorée diminuassent ; j'eus alors recours à l'extrait de valériane sauvage uni à l'opium, mais inutilement ; ensuite j'ordonnai que, pendant huit jours, on joignit à l'usage de ces médicaments des bains d'eau froide. Les deux sœurs refusèrent de suivre cet avis, et je me décidai à abandonn.r la maladie aux soins de la nature.

Quelques jours se passèrent, et à cela près de quelques stimulants qui leur étaient présentés, d'un peu de musique ou de sifflement, elles se conformèrent à mes intentions. Un mois environ s'était passé, lorsqu'elles vinrent de nouveau me tourmenter, disant qu'elles ne pouvaient plus supporter leur mal, qu'elles voulaient absolument que je leur permisse d'essayer encore la musique, ou d'avoir recours à des médicaments capables de les guérir. Je me refusai à leur première demande, et j'embrassai volontiers le second parti. Je leur fis recommencer l'usage de la valériane unie à l'opium, en augmentant chaque jour et graduellement la dose, en raison de l'impression qu'elles recevaient de ces médicaments. Huit jours étaient à peine écoulés, lorsque la veuve me surprit beaucoup, en me disant que les accidents qu'elle éprouvait diminuaient sensiblement de jour en jour. Je questionnai la jeune sœur, qui me répondit qu'elle se trouvait comme de coutume, qu'elle n'éprouvait aucune amélioration sensible. L'effet différent des mêmes médicaments, et dans la même affection, me fit quelque impression ; je fis secrètement examiner la conduite de la veuve : on me rapporta que, depuis quelques jours, elle entretenait une liaison secrète avec un jeune homme qui lui avait promis de l'épouser dans peu : dès lors je cessai tout traitement, et j'appris peu de temps après que le mariage était conclu, et que cette femme avait recouvré son premier état de santé.

Aujourd'hui la jeune sœur est assez bien réglée. Malgré une diminution assez sensible dans les accidents qu'elle éprouvait, elle conserve cependant de la pâleur, de l'irrégularité dans le pouls, une oppression vers la région précordiale ; un écoulement blanchâtre a lieu de temps en temps par la vulve ; une douleur fixe se fait sentir dans l'hypogastre et dans la région lombaire ; les chairs sont flasques ; elle éprouve quelques symptômes de dyspepsie qui se montrent par intervalle, surtout après la plus légère impression morale.

L'auteur de cette observation se livre à des réflexions pleines de vague et dénuées de tout intérêt sur ce fait singulier. Cependant il dit que, depuis dix mois qu'il habite Starzema, il a déjà observé cinq danseuses de même espèce que celles dont on vient de lire la relation ; trois, dont il ne rapporte pas l'histoire, ont éprouvé les mêmes symptômes. Il n'élève aucun doute sur la réalité des accidents auxquels les dames Milani furent en proie, et l'on doit admettre qu'il n'a rien négligé pour assurer qu'il n'y avait pas de supercherie. En attribuant cette danse singulière à la nymphomanie, il ne fait que vouloir expliquer un fait par un mot; ce qu'on ne fait que trop souvent. Il pense que les lois divines et humaines défendent expressément de traiter de pareilles affections par la musique ; une telle assertion a droit de surprendre. Le motif qu'il allègue est encore plus extraordinaire ; il prétend que, pendant un instant où la musique n'excite plus la danse, il survient une sorte d'abattement dans lequel il suppose que les malades recueillent le fruit de leurs désirs.

Quelque sévère que M. Papini se montre contre les hypo-
thèses, il est certain qu'il ne s'abstient pas toujours d'en
établir. Il est certainement des cas où la musique peut
être employée avec succès dans des maladies qui ne per-
mettent pas de supposer ce qui soulève l'indignation de
M. Papini.

## INTERMÈDE.

## CHORÉE DITE ÉPIDÉMIQUE.

### XL. Épidémies du moyen âge.

Les différentes espèces de musculation irrésistible, dont
nous avons parlé jusqu'ici, affectent quelquefois plusieurs
personnes en même temps, sans qu'on puisse, dans l'état ac
tuel de la science, attribuer cette simultanéité à une cause
déterminée. Ces muscultations épidémiques ne sont pas aussi
rares qu'on pourrait le croire, et des observateurs consciencieux ont signalé de nombreux faits de ce genre, dont l'au-
thenticité est mise à l'abri de tout soupçon par la notoriété
publique, ou par des pièces officielles.

On ne peut en dire autant de ces fameuses épidémies de
chorée qui régnèrent jadis, à ce que l'on prétend, dans plusieurs contrées de l'Allemagne, de la Belgique et de la Lor-
raine, et qu'une interprétation erronée a fait regarder, par
les médecins de nos jours, comme la forme primitive de la
chorée actuelle, qui n'en serait qu'une dégénération. Il est
temps de faire justice de toutes ces histoires, de tous ces con-

tes, à la propagation desquels des hommes, même éminents, comme M. *Hecker* (1), ont malheureusement prêté leur talent d'écrivain distingué. La même opinion était soutenue, il y a déjà trois siècles, par *Schenck à Graffenberg* (2), qui ne faisait, d'ailleurs, que suivre l'opinion de *Gariopontus* et de *Cornarius*, en remontant jusqu'aux Grecs, et en allant chercher dans l'enthénéasme et le chorybantisme, une affection analogue à la chorée épidémique de ses aïeux. (Voyez ci-dessus, p. 9.) Nous n'aborderons pas ce dernier point, et renvoyant ceux qui désireraient de plus amples détails sur le chorybantisme des anciens, à l'intéressant mémoire publié par M. *Alfred Maury* (3), nous parlerons aussi brièvement que possible des prétendues épidémies choréiques du moyen âge.

### XLI. — Légendes.

Le plus ancien document sur lequel repose le roman des chorées épidémiques, est la légende empruntée à *Vincent de Beauvais* (Specul. histor. ex guillerino, l. 26, c. 10.), par Schenck à Graffenberg. En 1012, la dixième année du règne de l'empereur Henri II, un nommé Othoperthus, en compagnie de 18 personnes, dont 15 hommes et 3 femmes, s'étant mis à danser dans un cimetière et à chanter des chansons impies, fut maudit par un prêtre, et ils continuèrent à chanter et à danser ainsi sans interruption pendant une au-

(1) Annales d'hygiène et de médecine légale, t. xiii, p. 208. Paris. 1834.

(2) Observationum medicarum rararum novarum, etc., t. i, p. 218, Francofurti, 1600, in-8°.

(3) Du chorybantisme et de l'analogie que certains auteurs ont établi entre cet état et la chorée ou le tarentisme. Annales medico-physiologiques, par MM. Baillarger, Cerise et Longet. Paris. 1817, t. x, p. 58.

née entière. La pluie ne tomba pas sur eux, ils ne sentirent ni la chaleur, ni le froid, ni la faim, ni la soif. Leurs vêtements ni leurs chaussures ne s'usèrent, et ils s'enfoncèrent dans la terre, d'abord jusqu'aux genoux, puis jusqu'aux hanches. Au bout de l'année, les trois femmes, dont l'une était la fille du prêtre, moururent. Les autres dormirent pendant trois jours, et quelques-uns d'entre eux expirèrent plus tard. Ceux qui survécurent, avaient des tremblements dans les membres. « Hoc scriptum reliquit Othoperthus, ipse fuit unus ex eis. » Tel est l'épilogue de cette histoire édifiante.

Ce document historique porte dans tous ses détails un cachet de vérité si évident, qu'il serait téméraire de le révoquer en doute. Cependant nous ne pouvons concevoir qu'on se soit appuyé sur cette histoire de danseurs engloutis, pour faire remonter au onzième siècle les épidémies choréiques.

**XLII. — Annales ecclésiastiques.**

D'autres écrivains se contentent de citer *Bzovius* et *Raynaldus*, s'empruntant l'un à l'autre leurs citations pour ainsi dire stéréotypées. Or, en lisant *Abraham Bzovius* (1) et *Odoricus Raynaldus* (2), nous nous sommes aperçu qu'ils ne disaient rien de nouveau, puisqu'ils ne font que copier mot-à-mot la grande chronique de Belgique, et, en recourant à cette dernière (3), nous n'y avons pas trouvé autre chose

(1) Annalium ecclesiastic., t. xiv, p. 1801. Coloniæ Agripinæ. 1628.

(2) Annales ecclesiasticæ, t. vii, p. 262. Lucæ. 1782. An. Christi, 1374. Gregorii XI papæ, 4.

(3) Magnum chronicon in quo comprimis Belgicæ res et familiæ diligenter explicantur, apud *Pistorium* Rerum germanicarum veteres scriptores vi. Francofurti. 1607, in-fol., t. iii, p. 319.

que l'histoire racontée par Schenck. (Voyez ci-dessus, p. 9.)
Pour preuve, nous allons rapporter ce qu'on y lit.

### *De Chorizantibus* (*des Chorisantes*).

« L'an 1374, au mois de juillet, le jour de la Pentecôte (in
crastino divisionis apostolorum), on vit des danseurs se diriger, au mois de septembre, vers Utrecht sur le Rhin,
Liége, Tongres et les environs. Cette peste démoniaque af-
fecta hommes et femmes, surtout les pauvres, peu de riches
et peu d'ecclésiastiques. Ils se serraient la tête avec des cor-
des, et le ventre avec des draps tordus par un bâton. Après la
danse, ils tombaient à terre, avaient des convulsions, et se
faisaient piétiner sur le ventre pour qu'il ne crevât pas, ou bien
ils se le serraient fortement à l'aide d'un bâton, et ils disaient
que la vue des souliers à la poulaine, que l'on portait alors à
Liége, leur faisait mal. Ils dansaient dans les églises, et leur
nombre s'accrut dans le mois de septembre et d'octobre, etc.
Cette peste dura une année, et cessa ensuite. »

Nous épargnerons à nos lecteurs les récits à peu près semblables des chroniqueurs de Cologne (1), de Strasbourg (2) et
de Francfort (3) ; mais nous demanderons s'il ne faut pas

(1) Chronica von der hilligen Stat van Cœllen. Cœllen. 1400, fol. 277.
Quelques-uns dansaient pour gagner l'argent qu'on donnait à ces prétendus
malades, d'autres pour se livrer plus facilement au libertinage. Plus de
cent femmes de Cologne devinrent enceintes, et, pour dissimuler leur
grossesse, elles se faisaient serrer le ventre avec des draps.

(2) *Kœnigshoven*, Die älteste deutsche Chronik. Edit. de Schiltern.
Strasbourg. 1698, in-4°, p. 1088.

(3) Chronique de Sponnheim, citée par *Bzovius*, p. 1801.

faire violence à son bon sens pour considérer ces extravagances et ces turpitudes comme la description d'une maladie épidémique, et pour y chercher l'origine de la chorée actuelle, qui n'a, avec ces honteuses jongleries, de commun que le nom.

### XLIII. — Sectes des Felts.

Une chronique antérieure à celles que nous venons de citer (1) nous apprend que les chorisantes se montraient déjà dans l'année 1373. On y lit :

*Secta chorizantium transivit anno domini 1373.
Et fuit Rhenus magnus incomparabiliter.*

Le vieux chroniqueur a raison. Il ne regarde pas les chorisantes comme des individus affectés d'une maladie, il les stygmatise du nom de sectaires, et ils l'étaient. Il est d'accord en cela avec le chroniqueur *Sponnheim*, qui qualifie le chorisantisme de *passio maniaca, ubi plures ut vel pecuniam medicando perciperent, vel luxuriam suam explorent libentiùs, morbum fingebant.* Non, ce n'était point une maladie, c'étaient des turlupinades et des jongleries dignes de ces temps de ténèbres où Robert d'Arbrissel fonda l'ordre de Fontevrault à Poitiers, et Pierre de Rossy celui du faubourg Saint-Antoine, dont les disciples des deux sexes cohabitaient ensemble par esprit de mortification ! On voyait alors une multitude de pèlerines courir les foires, les conciles, tous les lieux de grandes réunions, se prostituant surtout aux

(1) *Fasciculus temporum*, omnes antiquorum chronicas complectens, apud *Pistorium*, loc. cit., vol. II, p. 86.

prêtres, qui choisissaient parmi elles leurs ménagères ( *fo-cariæ*), d'où le surnom de *focaristæ* qui leur fut justement appliqué (1).

Au nombre des effets de la perversité morale qui se répandit en Europe à la suite des croisades, il faut compter encore l'introduction en Occident des *danses des Feits*, qui constituaient en Orient les pratiques religieuses des Sufis. D'après la description qu'en donnent plusieurs auteurs (2), il est facile de reconnaître leur analogie avec celles qui, selon les chroniqueurs cités plus haut, étaient pratiquées par les chorisantes du xive siècle. Ces danses des Feits s'appelaient en Allemagne *Feitstänze*; et, comme dans la langue allemande, le *F* et le *V* ont la même prononciation, on altéra ce mot en celui de *Veitstänze*, danses de Vit ou de Guy, et la superstition y ajoutant une idée de sainteté, on finit par en faire la *danse de saint Guy*.

Si nous nous sommes un peu étendu sur ce sujet, c'est qu'il nous a paru nécessaire de combattre une erreur enracinée; nous n'avons point perdu de vue que notre travail est un mémoire médical et non pas archéologique; aussi n'avons-nous point développé notre thèse aussi longuement que nous l'aurions pu. Nous laissons du reste chacun libre d'adopter ou de rejeter notre opinion; nous prions même de ne pas y attacher plus d'importance que nous-même n'y

(1) C. *Du Fresne du Cange et Carpentier*, Glossarium manuale ad scriptores mediæ et infimæ latinitatis. Italæ. 1774, t. iii, p. 506.

(2) *Muradgea d'Ohson*, Allgemeine Schilderung des osmanischen Reiches. Leipzig. 1793, t. II, pag. 518 et passim. — *Hammer*, Geschichte der schœnen Redekünste Persiens. Wien, 1818, p. 192.

en attachons , quoiqu'elle soit partagée par Lieutaud (1) ,
qui assimile les danseurs de saint Guy aux convulsionnaires
de saint Médard ; par M. Ehrmann (2) et par Robertson (3),
qui raconte plusieurs phénomènes analogues observés chez
les Trembleurs américains.

### XLIV. — Épidémies modernes.

Revenons à notre sujet, l'épidémie de la musculation irré
sistible, qui a pourtant été niée par plusieurs auteurs.

L'histoire de la médecine ne nous fournit aucune observation antérieure à l'année 1751. C'est C. F. Joerdens qui ,
le premier, a publié le récit d'une musculation irrésistible
dont cinq personnes furent affectées à la fois. Vinrent ensuite Albers, qui , en 1808, observa le même phénomène
chez onze enfants ; Dorfmüller, qui l'étudia , en 1813, sur
huit personnes ; Goeden, qui l'observa, en 1818, chez cinq
personnes ; Vonend , en 1827, chez dix-sept filles ; Kerner,
en 1831, chez quatorze enfants ; Kottmann, chez trois enfants , en 1833 ; Devar, chez quatre personnes , en 1839.

(1) Synopsis universæ praxeos medicæ. Pars I , p. 152. Amstelodami.
1765. « Huc etiam spectat chorea s. Viti quâ correpti stultè saltant, in-
condissimique motibus detorquentur; hoc haud multis annis quasi grassa-
batur et in præpatulo erat Parisiis ; nec fortè desiisset ni rex christianis-
simus lymphate ægrotantium menti severâ lege consuluisset. Haud
absimili forte morbo teneri pseudo dæmoniacos avis nimium credulis
fucum facientes credere par est.

(2) Der Veitstanz, keine Krankheit. Kasan, 1843, p. 21.

(3) An inaugural Essay an chorea s. Viti. Philadelphia. 1803. Nous
n'avons pu nous procurer cette thèse.

*Joerdens* (1). En 1751, cinq personnes affectées d'une maladie particulière furent confiées à mes soins. Cette maladie spasmodique attaqua des individus de tout âge, précédée ou non de fortes émotions de l'âme, comme la terreur, la colère. Elle commençait toujours par des spasmes qui occupaient tel ou tel membre, par exemple les mains, les bras, les pieds, l'œil, la bouche, la langue, etc., et y causaient soit des mouvements involontaires, soit des extensions trop fortes, soit des contractions ; quelquefois ils s'emparaient à la fois de plusieurs membres et de tout le corps. Par moments les malades, transportés de joie, poussaient des vociférations, chantaient, sautaient, gesticulaient, imitaient les voix d'hommes ou d'animaux, marchaient à quatre pattes comme les quadrupèdes, sautaient par dessus les tables, les bancs et les chaises, faisaient des centaines de culbutes, roulaient leurs corps en cercle ; d'autres fois ils se montraient doux et paisibles, ou bien ils fondaient en larmes, en proie à une tristesse extrême. Souvent ils tombaient dans le délire et dans toutes sortes d'imaginations fantastiques. Dans d'autres instants, ils devenaient furieux, frappaient tous ceux qu'ils rencontraient, et déployaient une telle irritation, que plusieurs hommes suffisaient à peine pour les contenir. Avant le paroxisme, comme pendant sa durée et sa diminution, quelques-uns éprouvaient une anxiété précordiale, des palpitations de cœur,

(1) Nova acta cur. naturæ. T. 1. Obs. 68, p. 280. 1787.

de la cardialgie, des accès de suffocation, de la lipothymie. Le paroxisme terminé, les malades, en proie le plus souvent à une faiblesse extrême, ne paraissaient pouvoir se servir librement ni de leurs pieds ni de leurs mains, et restaient couchés épuisés, jusqu'à ce que les forces leur revinssent, et alors, jusqu'au retour d'un nouveau paroxisme, qui n'arrivait jamais à époque fixe, ils se montraient tels que dans l'état de santé. Les individus affectés de cette maladie n'ont cependant pas tous présenté des symptômes aussi graves.

Chez quelques-uns, les paroxismes ne consistaient qu'en spasmes dans un ou plusieurs membres, sans que l'imagination fût affectée. Ce sont ceux aussi qui guérirent le plus facilement.

J'ai vu un jour une petite fille de 9 ans, qui étant allée visiter une amie de son âge, et ayant été témoin d'un paroxisme semblable, fut atteinte du même mal et des mêmes symptômes.

OBSERVATION LX.

**Albers** (1). Au mois d'octobre 1808, une maladie convulsive éclata parmi les enfants qui fréquentaient l'école de Bornhorst, et au mois de décembre je fus chargé de leur donner des soins. La maladie présentait les symptômes suivants :

Les enfants qui en étaient atteints éprouvaient des sensations d'abord dans le bas-ventre, puis dans le nez, sensations qu'ils comparaient à celle d'un prurit particulier. Ils se

(1) Hufelands Journal. Vol. xxxvi. April, p. 1. 1813.

mettaient ensuite à pousser de profonds gémissements, et se plaignaient de douleurs dans la tête et les jambes. Bientôt après, l'estomac et la région du bas-ventre enflaient, et on remarquait quelques mouvements irréguliers et des contorsions, tantôt dans un membre, tantôt dans un autre, ainsi qu'une distorsion particulière de la face. Peu à peu le mal empirait, et finalement aucun membre n'obéissait plus à la volonté de l'enfant. Plus sa volonté était paralysée, plus il éprouvait impérieusement le désir d'agir. Comme tous sans exception souffraient d'une faim violente et d'une soif ardente, ce qu'il y avait de plus douloureux pour eux, c'était de ne pouvoir porter à leur bouche ce qu'ils tenaient à la main, aliments ou boissons, et même de ne pouvoir l'avaler, si une main étrangère leur rendait ce service. Si l'accès n'était pas très violent, les aliments et les boissons passaient au milieu des plus grands efforts des muscles pharyngiens. L'aggravation plus ou moins considérable des mouvements anormaux était en relation directe avec le ballonnement de la poitrine et de la région du bas-ventre, et dans la période la plus violente de l'accès, l'enfant ne pouvait rester hors du lit. Les mouvements irréguliers attaquèrent ensuite toutes les extrémités presque en même temps, en sorte que le corps était agité et culbutait dans tous les sens. La scène prenait alors tous les caractères de l'extravagance. Si, au contraire, le paroxisme était moins violent, ou s'il diminuait d'intensité, le malade pouvait rester levé ou se lever ; mais avant qu'il se remît tout-à-fait, il continuait à faire pendant quelque temps encore des gesticulations, et sa démarche ressemblait à celle d'un paralytique qui peut à peine traîner ses pieds.

Chez aucun des enfants, la durée des accès et des inter-missions n'était égale. Chez les uns, la durée des accès était fort courte et celle des intermissions d'une semaine. Chez d'autres, au contraire, le paroxisme continuait pendant plusieurs heures, et recommençait dans la même journée si souvent que l'intermission était à peine sensible. Plus les accès se succédaient rapidement, plus ils étaient violents. Tous les enfants éprouvaient beaucoup de difficulté à parler, sans avoir tout-à-fait perdu la parole. Ils conservaient aussi la connaissance, même dans les plus violentes attaques de convulsions et au milieu des scènes les plus extravagantes.

Tous les malades étaient du sexe féminin, excepté un.

1° La jeune Block, âgée de 9 ans, avait été affectée d'une éruption miliaire dans la première semaine après le nouvel an 1808. L'exanthème se montra bien ; mais il disparut le jour même. Depuis cette époque, l'enfant fut maladive, et au bout de six semaines elle s'alita. Après avoir ressenti certaines sensations dans le bas-ventre, elle fut prise de convulsions générales pendant lesquelles les pouces s'incar-cérèrent fortement, l'écume lui vint autour de la bouche et elle perdit la parole. Si parmi les symptômes avait figuré la perte de la connaissance, la maladie n'aurait pas été une danse de saint Guy, mais une épilepsie. Un vermifuge donné par un pharmacien fit rendre plusieurs ascarides, et en même temps des *sangsues*. Cependant l'accès se renouvela et fut tout aussi violent que la première fois. On eut alors recours à un charlatan fameux ; mais ses remèdes n'ayant rien produit non plus, les parents renoncèrent à tout em-ploi de la médecine. Le premier accès que la malade éprouva à l'école eut lieu trois semaines avant la saint Michel de l'année dernière, au moment où la jeune Hohrmann (n° 4) fut prise d'une attaque. On administra un vomitif, puis une mixtion purgative qui fit rendre un ascaride. L'école fut fermée par ordre de l'autorité. Depuis le 11 février jusqu'à la fin du mois, il y avait eu onze accès. Sous l'action de différents médicaments, administrés toujours six ou huit à la fois, en sorte qu'il est difficile de décider auquel appartient cet heureux résultat, les accès devinrent de plus en plus rares. Il ne restait plus qu'une paralysie dans tous les membres, surtout dans les jambes; elle finit aussi par disparaître.

2° Le frère de la précédente, garçon de 9 ans, fut pris de la même maladie trois semaines après le premier accès qu'éprouva sa sœur. On lui donna *semen santonic*. Il rendit une cinquantaine d'ascarides, et guérit parfaitement sans l'emploi d'autres moyens.

3° La jeune Ruben, âgée de 9 ans, fut attaquée de cette maladie dans la maison de ses parents, un mois plus tard que le n° 1. Les accès étaient d'abord très violents, puis ils diminuaient d'intensité, et ils augmentaient de nouveau de violence, quelquefois chaque jour. Excepté du poireau domestiqué contre les vers, elle n'avait encore rien pris. Elle avait rendu quelques ascarides et le ventre avait diminué de volume. L'appétit était constamment très fort. Elle reçut les mêmes médicaments que le n° 1, depuis le 30 décembre jusqu'au 10 février où la danse de saint Guy cessa; mais il resta une abondante salivation, provoquée par le mercure contenu dans les médicaments, laquelle finit aussi par disparaître.

4° La jeune Hohrmann, âgée de 14 ans, fut attaquée de la danse de saint Guy, en même temps que la petite Block. Elle reçut les mêmes médicaments que le n° 3, et rendit une grande quantité de vers ; cependant la maladie empira encore. Ce ne fut que lentement que le mal perdit de sa violence, et la grande quantité de mercure contenue dans les mixtions médicamenteuses, laissa une salivation et une inflammation des amygdales.

5° Une petite fille de 9 ans avait quelquefois deux accès par jour ; d'autres fois elle en était exempte pendant huit jours.

6° Petite fille de 10 ans.

7° Petite fille de 13 ans.

8° Petite fille de 11 ans.

9° Petite fille de 9 ans.

10° Petite fille de 12 ans.

11° Petite fille de 13 ans.

La plupart de ces malades guérirent sans médicament dans l'espace de six semaines à deux mois.

OBSERVATION LXI.

*Dorfmüller* (1). Le 20 juillet 1813, je fus appelé dans une famille atteinte, me dit-on, d'une singulière maladie qui consistait en mouvements de toute sorte accompagnés de cris, de rires, etc.

Je trouvai quatre enfants du sexe féminin dont l'aînée (A) avait 13 ans ; la seconde (B), 9 ; la troisième (C), 6 ; la dernière (D), âgée de 15 semaines, était encore à la mamelle. Cette dernière n'était pas malade. Toutes avaient un air de santé et étaient bien développées.

A peine eus-je interrogé le père, homme grand et

(1) Hufelands Journal. Vol. XLV. Nov. 1817, p. 101.

maigre, sur la nature de la maladie, que le paroxisme se déclara chez deux de ces enfants. En un clin-d'œil, avec l'agilité d'un chat, l'aînée sauta sur la tête de son père, et se mit à se balancer, à se pencher avec autant d'adresse que de rapidité, comme le plus habile danseur de corde, lui ébouriffant les cheveux, faisant les mines les plus étranges, criant, écumant comme un désespéré. Au bout de six minutes environ, elle sauta à terre, se jeta dans les bras de ses parents en gémissant et en versant les larmes les plus amères sur son sort.

Au début du paroxisme, la seconde commença à valser avec une telle rapidité que l'œil pouvait à peine la suivre. La danse ayant cessé au bout de huit minutes environ, les membres, surtout du côté droit, ainsi que les angles de la bouche, furent tiraillés en divers sens, et l'accès se termina par des pleurs.

La troisième n'éprouva qu'un léger tiraillement dans les muscles.

Une nièce (E), jeune fille forte et bien développée de 19 ans, qui, depuis quelque temps, passait la plus grande partie de la journée auprès de ses parents pour leur aider, fut également attaquée de la maladie. Dans l'accès, tous ses membres étaient agités des plus hideuses contorsions, et la tête complètement renversée en arrière.

Une servante (F), âgée de 19 ans, qui servait depuis quelques mois dans cette famille, ne fut pas exempte non plus de cette triste affection ; mais son cas se distingua des autres, en ce qu'après la cessation des mouvements spasmodiques, il se déclara une catalepsie complète dont elle eut un accès lors de ma première visite.

Une autre servante (G), âgée de 23 ans, forte et pourvue de muscles robustes, n'y échappa pas non plus, car elle avait des accès périodiques pendant lesquels elle courait par la maison, plongée dans une profonde rêverie et chantant sans cesse sur tous les tons.

Il y avait, en outre, dans cette maison une vieille parente, âgée d'une cinquantaine d'années, sujette depuis longtemps aux plus terribles spasmes contre lesquels l'art des plus habiles médecins avait échoué.

Enfin le père des enfants lui-même avait eu dans sa jeunesse de légères attaques de spasmes dont un traitement médical l'avait délivré.

Relativement aux autres fonctions, on n'apercevait rien d'anormal chez aucune de ces personnes, excepté l'enfant (B) qui avait le bas-ventre ballonné; son teint n'était pas aussi florissant que celui de l'aînée qui souffrait le plus.

Les malades furent séparées et reçurent une mixtion de valeriana, sal tart., moschus, pulvis epilept. marchionis, et eleosach. cajeput; en outre, des gouttes de liquor c. c. succin. tinct. theb. spirit. nit. dulc. Peu à peu les symptômes diminuèrent de violence; mais étant tombé malade lui-même, le médecin n'apprit pas le résultat.

OBSERVATION LXII.

*Goeden* (1). La maladie attaqua cinq personne d'une famille, la mère et quatre enfants, dont le plus jeune avait 2 ans. Le paroxisme se communiqua. Ce fut un des enfants qui en fut atteint le premier. Des tressaillements hideux se

_____

(1) Hufelands Journal, déc. 1818, p. 83.

déclarèrent, la face se contracta, l'enfant tomba à terre en poussant des soupirs et des gémissements. Les mouvements convulsifs spastiques étaient variés ; les malades étaient jetés çà et là avec une grande rapidité, ils offraient l'image d'une véritable angoisse morale ; ils sautaient sur les tables et les bancs, s'élançaient de la chambre dans la cour, et réciproquement, grimpaient sur le poële et le lit. Le plus jeune des enfants fut lancé hors de son lit, et à peine en état de marcher, il fit les mouvements les plus variés, dansa, sauta. Les accès duraient environ une demi-heure et revenaient plusieurs fois dans la journée. Un fantôme apparut à la petite fille de quatre ans, qui, en criant : le voilà, tomba dans des spasmes, et peu de temps après, l'accès se déclara aussi chez les autres. La maladie durait déjà depuis trois ans, mais avec des intermissions de plusieurs mois ou de plusieurs semaines. Aucun médicament n'opéra d'amélioration.

OBSERVATION LXIII.

*Vonend* (1). Une épidémie de danse de saint Guy se montra dans la vallée de Tux, district de Zell dans le Tyrol, pendant les années 1827 et 1828.

Dès les premiers mois de 1827, quelques personnes du sexe féminin souffrirent de spasmes ; mais on ne crut pas nécessaire d'appeler un médecin. Au mois d'avril, le mal empira tellement, que jusqu'au 4 mai, il y eut vingt-trois filles qui en furent attaquées. Le 8, trois nouveaux cas s'étaient présentés ; plus tard, il s'en présenta encore un. L'âge de la

_____________

(1) Oesterreichische medizinische Jahrbücher. 1830. Neue Folge. 1 Bd. 3 Stück.

plupart des vingt-sept malades était entre 14 et 23 ans. Les accès s'annonçaient fréquemment par des maux de tête, des vertiges, l'obscurcissement de la vue, des tressaillements des muscles de la face, des spasmes dans le gosier, de l'oppression de la poitrine, des battements de cœur, une sensation de fourmillement, surtout à la plante des pieds, un engourdissement ou des douleurs dans les membres inférieurs. Dans les accès, on remarquait toutes sortes de mouvements involontaires, des tremblements et des tressaillements dans des parties isolées, surtout des distorsions des membres supérieurs et des inférieurs, avec les gestes les plus bizarres et des mouvements semblables à la danse. Ces accès s'exacerbaient, diminuaient, cessaient même par moments, surtout dans la nuit, d'une manière irrégulière, quelquefois sans aucune cause déterminée; chez d'autres, ils duraient sans interruption pendant toute la journée et jusqu'à une heure avancée de la nuit. Dans l'*accès*, les malades déployaient une grande force musculaire et une agilité peu commune. Dans les accès légers, la connaissance ne souffrait aucune atteinte; dans les accès plus violents, elle était troublée. De la lassitude et le plus souvent une transpiration suivaient les accès plus ou moins longs et les exacerbations qui avaient lieu à époques indéterminées, même le jour, tantôt sans motif, tantôt par une cause connue, comme une émotion, un refroidissement, quelque écart du régime.

Le développement et la propagation de la maladie étaient favorisés par :

1° Des efforts trop précoces nécessités par un travail pénible, peu proportionné aux forces des jeunes filles de Tux, qui doivent s'y livrer par tous les temps ;

2° Des refroidissements causés par la pluie qui tombait pendant les travaux , et le manque de propreté ;

3° Une nourriture mauvaise , indigeste ;

4° Un zèle religieux exagéré, des exercices de piété excessifs , des prières durant la moitié des nuits, les jeûnes, l'abstinence sévère de la danse et de tout plaisir licite, le manque de récréation nécessaire après un pénible travail.

Dans la plupart des cas, le traitement commença par des vomitifs et des purgatifs, qui souvent firent rendre des vers et diminuèrent les accès. On administra, en outre , valeriana , assa fœtida, l'oxyde de zinc, l'oxyde de bismuth , l'ammoniac de cuivre , hyoscyamus, belladona , le camphre , les bains tièdes , quassia , china , etc. De tous ces médicaments , celui qui se montra le plus efficace fut liquor mindereri , extract. hyosciam. et valeriana. Cette médication guérit 19 malades jusqu'à la fin d'août 1827, la plupart en un ou deux mois ; chez quelques-unes le mal persista plus longtemps. Huit restèrent non guéries.

La vue des accès de celles qui restèrent malades , ou pendant une visite, ou dans une procession , etc. , soit qu'elle provoquât une émotion et un ébranlement nerveux , soit qu'elle excitât un désir d'imitation , répandit la danse de saint Guy dans la vallée ; trente autres filles en furent attaquées. On sépara alors les malades ; on les exclut de toutes les réunions publiques, et, au milieu de juin 1828, 27 avaient déjà été guéries par les moyens indiqués. Les autres furent envoyées dans des hôpitaux.

Chez l'une de ces dernières, et chez quatre qui tombèrent malades plus tard , le médecin de l'hôpital de Hall observa une véritable fureur dansante pendant les accès, dans lesquels les pupilles étaient dilatées et la malade peu ou point dans son bon sens. Malgré l'examen le plus attentif, il lui fut impossible de découvrir chez aucune de ces cinq malades une trace quelconque d'irritation inflammatoire de la moëlle épinière (cause de la danse de saint Guy, selon les uns). Au mois de janvier de l'année suivante, on put les renvoyer comme guéries.

### OBSERVATION LXIV.

*Kerner* (1). Description d'une danse de saint Guy qui régna épidémiquement parmi les enfants à Neuhütten, dans le Wurtemberg.

Ce bourg, d'environ 670 âmes, est situé sur une des cimes les plus élevées du Lœwenstein, à environ 1600 pieds au-dessus du niveau de la mer. Les habitants et leurs enfants sont forts et bien portants; les inflammations sont les maladies dominantes. La maladie éclata à la fin de mars 1826; elle atteignit 14 enfants de 7 à 12 ans, la plupart du sexe féminin, et elle commença, sans symptômes apparents de gastricisme ou de vers, par une sensation de lassitude et par des douleurs dans le ventre et dans le creux de l'estomac. Au bout de quelques jours il s'y joignit une constriction périodique des muscles abdominaux, puis des flexions spasmodiques des doigts des pieds et des mains, avec renversement des yeux et perte de la connaissance; après quoi les enfants s'éveillaient comme d'un sommeil magnétique.

(1) Med. conversat-Blatt von Hohnbaum und Jahn. 1831, n° 43. Octob. 22, p. 340.

Après que la maladie eut duré quatre ou cinq jours à ce degré d'intensité, il se déclara des convulsions pendant lesquelles les malades prenaient des postures et faisaient des sauts comme le plus habile équilibriste : ils se dressaient sur la tête, faisaient la roue, grimpaient contre les parois comme les chats, etc., sans que les filles perdissent toutefois le sentiment de la pudeur ; car, au milieu des plus violents mouvements, elles avaient toujours soin de se mettre leurs jupes entre les jambes. La durée des paroxismes était d'un quart-d'heure à quatre heures ; ils se répétaient bien de dix à vingt fois par jour ; mais souvent il y avait des intermissions de trois, quatre jours, et même de plusieurs semaines. Quelques-uns des malades pouvaient prédire l'accès. L'attaque passée, ils ne se souvenaient de rien. Tous offraient les mêmes symptômes ; chez les garçons, le paroxisme était plus court et plus violent. On ne put s'assurer si la maladie s'était propagée par la vue et l'imitation ; ce n'était pas davantage un ergotisme, car il n'était pas possible d'en chercher la cause dans l'usage de fruits gâtés, de seigle, d'ergot. Un travail fatigant au grand air pour les malades les plus avancés en âge, autant de distractions que possible pour les plus jeunes, et des doses d'assa dans une infusion de valériane, dont la mauvaise odeur agit aussi sur le moral comme contrainte, tels furent les moyens qui guérirent cette maladie en peu de semaines.

OBSERVATION LXV.

*Kollmann* (1). Une jeune fille de 12 ans, à la mine florissante, était affectée d'une chorée. Toutes les formes possi-

(1) Med. Zeitung Preussens. 1833, n° 0, p. 40.

bles de convulsions se succédaient rapidement les unes aux autres. En une heure, une surdité complète faisait place à une sensibilité extrême de l'ouïe, comme aussi un mutisme absolu à des discours et à des chants. Au bout de quelque temps, la sœur cadette, âgée de 10 ans, fut attaquée par sympathie de la même maladie, et peu après, la sœur jumelle de cette dernière. Malheureusement la pauvreté des parents ne permit pas de séparer les enfants.

OBSERVATION LXVI.

*Devar* (1). Le 23 février 1839, j'allai visiter dans la paroisse de Saline, la famille de M. Hamilton où j'appris le fait suivant :

Dans la soirée du 22 décembre dernier, Élisabeth Hamilton, âgée de 8 ans, fut prise subitement d'un assoupissement, suivi d'une torpeur qui dura quelques minutes et pendant laquelle elle tomba à terre, son corps restant rigide et immobile. L'attaque ne dura pas longtemps et l'enfant s'éveilla comme d'un profond sommeil, sa santé en général, sa sensibilité et son intelligence n'ayant en apparence aucunement souffert. Elle n'avait nulle conscience de ce qui s'était passé, et elle retourna immédiatement à ses jeux, comme si rien ne lui était arrivé. Dès lors les accès se renouvelaient fréquemment chaque jour, surtout le soir, où ils étaient aussi le plus intenses. L'approche de l'attaque s'annonçait par une légère rougeur de la face et par une difficulté à respirer qui persistait quelques moments.

Telle fut la marche de la maladie pendant quatre jours.

(1) Edinburgh medical and surgical Journal. 1839 July. p. 87.

Le cinquième, la sœur aînée, Marguerite, âgée de 16 ans, fut affectée exactement de la même maladie qu'Elisabeth, et le quatorzième, ce fut le tour du frère, nommé Jean et âgé de 12 ans. L'attaque se manifestait, à ce qu'il semblait, de la même manière chez les trois enfants, seulement, chez le garçon, la difficulté de respirer, ou plutôt l'extrême rapidité de la respiration, était plus remarquable, la rigidité plus grande et l'accès se prolongeait davantage. Une semaine après, la même affection attaqua un enfant de 6 ans, et bientôt un enfant de 18 mois. Chez ces deux derniers, cependant, les accès furent beaucoup moins fréquents et moins intenses. Le seul de la famille qui échappa à la maladie fut un enfant de 3 ans.

Pendant trois semaines l'état ne présenta aucune modification apparente ; les accès se répétaient chez les trois aînés plusieurs fois par jour, et souvent tous les trois en étaient pris en même temps.

Vers cette époque, l'aspect de la maladie subit un remarquable changement. La catalepsie fit place aux gesticulations les plus violentes et à une activité surprenante des muscles. Ce fut chez le garçon que ces gesticulations extraordinaires se produisirent d'abord, les accès continuant aussi chez lui plus longtemps et étant plus violents. Cet état de choses durait depuis trois semaines lorsque je fus appelé à le constater. Pour éviter des répétitions, je décrirai seulement l'accès dont je fus témoin dans l'après-midi du 23 février.

J'arrivai vers l'heure où les accès avaient lieu habituellement, et j'attendis près de deux heures en vain dans l'espoir de voir une de ces attaques dont j'avais entendu parler et dont je regardais la description comme fort exagérée. Soupçonnant que c'était ma présence qui l'empêchait, je sortis ; mais à peine fus-je hors de la maison que l'accès se déclara chez l'aînée des enfants. On me rappela en toute hâte.

Elle était assise auprès du feu avec les autres, lorsque, sans prodrome notable, elle pencha la tête sur sa poitrine et parut pendant quelques moments comme assoupie. La respiration devint forte, l'expression de la figure animée et farouche. En moins d'une minute, elle se dressa sur ses pieds, courut avec une grande rapidité d'un bout de la maison à l'autre, sauta sur les chaises, s'élança d'un bond sur une commode, se heurta pendant quelque temps la tête contre le plafond, sauta de nouveau sur le parquet en rebondissant comme une balle, perpendiculairement, trois ou quatre fois de suite, à la hauteur de quelques pieds ; puis elle se jeta à terre, s'étendit tout de son long, se mit à rouler de gauche à droite jusqu'au bout de la chambre, se heurta contre le mur, se retourna à l'instant et roula de droite à gauche. Le mouvement changea alors : elle commença à faire des culbutes avec une rapidité inconcevable, essaya de se dresser sur la tête, mais en retombant chaque fois avec violence dans toute sa longueur et le corps raide. Elle resta dans cette position environ une demi-minute ; puis par un mouvement extraordinaire, sans tendre en apparence une jointure, elle se dressa debout et resta près d'une minute immobile, raide. Elle se mit ensuite à courir par la maison avec une hâte peu naturelle, essayant fréquemment de grimper le long des murs, saisissant avec les dents les vêtements de ceux qui s'opposaient à son passage, faisant toutes sortes de contorsions, jusqu'à ce qu'enfin, après vingt minutes de ces gesticulations extraordinaires, elle se renversât subitement, ses pieds restant sur le parquet, son corps se courbant en arc et sa tête s'abaissant à trois pouces du sol. Elle resta dans cette posture quelques instants, après quoi elle reprit la position verticale. Ses deux jambes furent, au même instant, tirées en haut avec force vers les cuisses, et elle tomba en avant sur les mains et les genoux. Après être restée ainsi deux ou trois secondes, elle tomba et resta quelques moments le corps étendu tout de son long, excepté les jambes qui étaient fortement fléchies sur les cuisses.

Telle fut la fin de l'accès. On m'affirma que depuis trois semaines il avait toujours offert les mêmes symptômes. La violence et la durée des attaques variaient considérablement; elles étaient constamment plus légères dans la matinée; mais elles devenaient plus graves à mesure que la journée s'avançait, et en quelques occasions, elles discontinuaient à peine depuis cinq heures de l'après-midi jusqu'à minuit; deux ou trois fois même elles avaient duré jusqu'à trois heures du matin. Quelquefois un seul des enfants était affecté; mais plus fréquemment, lorsque l'un d'eux l'était, les autres ne tardaient pas à l'être aussi, et on avait remarqué que tous exécutaient les mêmes mouvements ou les mêmes évolutions dans le même temps.

Je ne pus rien apprendre de satisfaisant touchant la cause de cette affection remarquable. Les enfants avaient joui auparavant d'une excellente santé. Malgré l'examen le plus attentif, rien ne me permit de supposer que l'un d'entre eux, antérieurement aux accès dont ils souffraient, eût feint une maladie convulsive.

Dans le mois de novembre, le père mourut d'une affection fébrile ; et, par suite de cette mort, la mère resta alitée longtemps, atteinte d'une affection chronique de la nature de laquelle je n'ai pas pu être informé. En outre, au commencement de novembre, la famille prit possession d'une maison nouvellement bâtie, dont les murs étaient encore tout humides au mois de février, lorsque je la visitai. Quel effet cette demeure insalubre et les privations auxquelles les enfants furent exposés par suite de la maladie de leurs parents, ont-elles exercé sur eux ? Je ne puis le préciser, mais je ne dois rien passer sous silence de ce qui pourrait mettre sur la voie de la singulière maladie dont ils étaient affligés. Il est vrai que lorsque je les visitai, ils nièrentqu'ils éprouvassent aucune incommodité, et les fonctions générales semblaient à peine affectées. Ils mangeaient peut-être trop bien et dormaient la grasse matinée. Le ventre, me dit-on, était libre et les selles fréquentes, et dans la matinée ils se livraient àleurs jeux presque avec leur vivacité ordinaire. La sécrétion urinaire était seule particulièrement affectée. A la fin de chaque accès, un besoin pressant d'uriner se faisait sentir; mais, en tout autre temps, les fonctions de la vessie étaient parfaitement régulières ; l'urine elle-même semblait normale ; elle n'était pas albumineuse.

Chez Elisabeth (la première attaquée), le poulsétait à 100 ; chez les autres, de la fréquence ordinaire; chez tous, les chairs étaient molles, l'air inintelligent et certainement moins animé que chez les autres enfants de cet âge.

Je soupçonnai que la maladie présentait chez la seule Elisabeth les caractères d'une affection idiopathique, et que chez les autres les symptômes étaient uniquement le résultat

de l'imitation. Je recommandai de les envoyer à Dumferline, et de leur préparer un appartement composé de différentes pièces. Cela fut fait, et, le 27 février, le garçon, ainsi
que les deux filles aînées, furent confiés immédiatement
à mes soins. Les deux plus jeunes filles étant légèrement
affectées, on pouvait espérer qu'elles guériraient complètement lorsqu'elles seraient séparées des autres.

Le premier jour se passa sans accès, ce qui n'était pas
arrivé depuis deux mois; mais à dix heures du soir, l'aînée
des filles eut une attaque, et je me rendis près d'elle aussitôt.
L'accès ne différa en rien de celui que j'ai déjà décrit, si ce
n'est que, n'ayant pas dans la chambre de meuble sur lequel
elle pût monter, elle fit d'incessantes tentat'ves pour grimper contre le mur. L'accès finit à minuit un quart, il ne fut
suivi ni d'assoupissement ni de stupeur; la malade recouvra
à l'instant toute sa sensibilité et sa connaissance.

Pendant que la jeune fille courait dans la chambre, je re-
marquai que le garçon était tremblant et agité; mais en tenant mes yeux attachés sur lui, je m'aperçus que je pourrais
jusqu'à un certain point prévenir le développement de l'accès.
La fille, cependant, s'était levée, et aussitôt sa respiration
était devenue rapide. Elle venait de lever les pieds, lorsque
j'éveillai son attention en lui promettant sérieusement que,
si elle bougeait de place, je la plongerais à l'instant dans une
cuve d'eau froide que j'avais préparée à cet effet. La menace
l'arrêta sur-le-champ, et elle redevint calme. Après que je les
eus avertis tous les trois que le moindre mouvement de leur
part serait suivi d'une immersion dans la cuve, la nuit se passa
sans autre accident. Le lendemain matin, on les mit dans des
chambres séparées, et la menace fut répétée de les plonger

dans l'eau à la moindre apparence d'un accès. En même temps je les encourageai par la promesse d'une récompense, s'ils se conduisaient bien jusqu'au lendemain. La garde reçut ordre de plonger dans l'eau, s'il en était besoin, le garçon et l'aînée des sœurs, mais non pas la cadette pour le moment; cependant elle devait lui laisser ignorer qu'elle serait épargnée. On les prévint en même temps que si un plongeon était nécessaire, il serait infligé en présence des autres. Dans l'après-midi du troisième jour, l'aînée des filles eut un nouvel accès, et sans délai elle fut plongée dans l'eau en présence des deux autres enfants. L'accès cessa immédiatement. Le lendemain, nouvel accès et nouveau bain avec un égal succès. Depuis ce moment, elle n'a pas manifesté le moindre signe d'une attaque. Au bout de cinq jours, le garçon et la sœur aînée purent habiter le même appartement, et tout alla bien jusqu'au neuvième jour, où, dans la matinée, le garçon tomba dans un assoupissement; et déjà sa respiration devenait rapide, lorsque la menace de le plonger dans le bain arrêta l'accès. Craignant d'abuser de ce moyen, je pris un fer à cautériser, et je leur expliquai la manière dont je comptais leur brûler le cou dans le cas où l'un d'eux serait pris d'un accès, et je recommandai à la garde de le tenir constamment dans le feu, pour qu'il fût promptement prêt. Aucun médicament ne fut administré, excepté des pilules de coloquinte.

Le 22 mars, la petite fille de 6 ans fut portée à Dumferline. Elle avait eu encore quelques accès qui s'étaient répétés malgré les immersions dans l'eau froide, renouvelées sans résultat parfaitement satisfaisant. Je lui montrai la cuve pleine d'eau et le fer à cautériser, en lui expliquant comment je voulais m'en servir. Depuis ce moment, elle n'a pas manifesté le moindre symptôme d'un accès.

L'enfant eut deux ou trois légers accès après avoir été séparé des autres ; mais ils cessèrent promptement après l'immersion dans le bain.

Le cours de la maladie, chez Elisabeth, fut différent de sa marche chez les autres ; car, pendant deux jours, depuis son arrivée à Dumferline, elle n'eut aucun accès ; mais dans l'après-midi du troisième jour elle éprouva une attaque comme au début de la maladie. Elle tomba subitement dans l'engourdissement, pencha la tête sur sa poitrine ; sa respiration devint rapide, et elle aurait fait une chûte, si on ne l'avait soutenue. Elle semblait plongée dans un profond assoupissement, ses membres étaient raides et elle resta, tant que l'accès dura, dans la position où on la plaçait. Cet état persistait quelques minutes, rarement plus de cinq. Elle recouvra immédiatement le sentiment, sans se douter de ce qui s'était passé. Dès qu'on observa une attaque, une cruche d'eau froide lui fut versée sur la tête, mais sans effet. On lui rasa la tête. Le péricrâne était brûlant au toucher et elle se plaignait d'une douleur dans la partie postérieure de la tête, s'étendant en bas vers la nuque. Son pouls était à 100 et ferme, sa langue blanche et gluante, le ventre libre, les sécrétions naturelles. On lui tira quelques onces de sang entre les épaules, au moyen de ventouses, et un vésicatoire lui fut appliqué sur la nuque. Le ventre fut tenu libre par le calomel et une poudre de jalap. Les accès étaient fréquents, il y en avait de de dix à vingt par jour. Des frictions avec du tartre émétique furent prescrites sur le péricrâne et l'épine dorsale ; une éruption abondante s'ensuivit, tandis que le ventre était purgé chaque jour par le calomel et le jalap, ou par des pilules de coloquinte, mais sans bon effet.

Dans la matinée du 10 mars, elle eut un accès beaucoup plus violent que tous ceux qu'elle avait éprouvés depuis qu'elle était ici. L'attaque commença, comme d'ordinaire, par l'assoupissement et l'accélération de la respiration. La malade fut placée sur le parquet. Après être restée quelque temps parfaitement tranquille et raide, elle ploya son corps en forme d'arc, sa tête et ses pieds touchant seuls le sol, et dans cette position elle se mut lentement en cercle trois ou quatre fois. Tout-à-coup, elle se courba dans la direction opposée, la tête et les pieds en l'air, et l'épine dorsale étant seule en contact avec le parquet; puis, pendant environ une minute, elle se mit à tourner comme une toupie, avec une étonnante rapidité. J'eus le bonheur d'assister à cet accès. Le lendemain, je résolus d'essayer l'effet du caustique ammoniac, comme contre-stimulant. Un morceau de calicot d'environ deux pouces carrés, imbibé de la plus forte eau ammoniacale, fut appliqué sur le crâne récemment rasé avec ordre de le renouveler trois fois par jour, soit sur la tête, soit entre les épaules. L'effet en fut remarquable, car, dès cette heure, tout mouvement convulsif cessa, sauf de légers prodrômes que l'application de l'ammoniac fit aussitôt disparaître. Pour prévenir toute rechûte, l'ammoniac fut appliqué sur le cuir chevelu ou la nuque, chaque jour, pendant deux semaines environ. Les selles étant parfaitement naturelles, on supprima tout médicament, à l'exception d'une pilule laxative de temps en temps, dans l'occasion. Jusqu'aujourd'hui, 12 avril, la malade continue à aller parfaitement bien.

### XLV. — Les petits prophètes des Cévennes.

Dans l'état actuel de la science, toute réflexion sur la cause, la marche, la durée et la guérison de ces épidémies, se réduirait à un verbiage inutile, peu édifiant pour le lecteur, fastidieux pour l'auteur, et forcément borné à des redites, à la répétition des causes banales de frayeur, chagrin, colère, indignation, excès d'étude, excitation des fonctions cérébrales, imitation, etc. Nous croyons beaucoup plus utilement employer l'attention du lecteur, en la dirigeant sur l'analogie qui existe entre l'épidémie décrite par M. Vonend, (observation V) et l'histoire des petits prophètes des Cévennes. L'extrait suivant de *Brueys* (1) servira de justification à notre courte digression.

« Ce fut dans l'Académie de Genève qu'on forma le dessein de susciter des fanatiques et que Du Serre fut choisi pour les dresser... Cet homme choisit quinze jeunes garçons qu'il se fit donner par de pauvres gens, et il fit donner à sa femme qu'il associa à son emploi pareil nombre de jeunes filles.... Il commença à leur dire que la plus sainte préparation pour plaire à Dieu et recevoir le don de prophétie, était de se priver de nourriture et leur imposa des jeûnes de trois jours entiers, qu'il leur faisait même réitérer de temps en temps avec beaucoup d'exactitude. Il savait que rien n'était plus propre à leur troubler l'esprit parce que le cerveau se trouvant desséché par le défaut des vapeurs dont il a besoin et que les aliments lui envoient, les jeûnes excessifs et réitérés le mettent insensiblement hors d'état d'exercer libre-

(1) Histoire du fanatisme de notre temps, vol. *i*, liv. 1. Utrecht. 1637.

ment ses fonctions. A mesure qu'il s'appliquait avec soin à chasser la raison de ces jeunes têtes, il les remplissait de chimères et de visions fanatiques,

« Ce ne fut pas tout. Du Serre ne se contenta pas de mettre au pli qu'il souhaitait l'esprit de cette malheureuse jeunesse et de remplir leur mémoire de tout ce qui lui sembla propre à ses desseins, il voulut encore façonner leur corps et leur apprendre à faire des postures qui imposassent aux yeux des simples, afin que comme le démon, il fût en toutes choses le singe, ou pour mieux dire, le pervertisseur des lois de Dieu qui nous ordonne de le glorifier en nos corps et en nos esprits. Il leur apprit donc à battre des mains sur la tête, à se jeter par terre à la renverse, à fermer les yeux, à enfler l'estomac et le gosier, à demeurer assoupis en cet état pendant quelques moments et à dégoiser ensuite en se réveillant en sursaut, tout ce qui leur viendrait à la bouche... Voilà à quoi cet infâme séducteur exerçait sans cesse dans sa solitude ces pauvres innocents, et il avait la maligne joie de voir que ces soins n'étaient pas infructueux... »

Le récit de Brueys est empreint de tant de partialité qu'il a été sévèrement jugé par plusieurs historiens. Ce qui nous intéresse particulièrement, c'est de voir que l'absence de nourriture et des exercices religieux immodérés, sont capables de produire des troubles dans le système nerveux et les mouvements volontaires qui en dépendent, et sous ce rapport, les convulsions de ces fanatiques offrent un pendant à l'épidémie choréique décrite par M. Vonend et produite par des causes analogues.

## B. DEUXIÈME GENRE. — MUSCULATION IRRÉSISTIBLE SUR PLACE.

### XLVI. — Tics.

Dans le § XIII, pag. 26 et 27, nous avons exposé les raisons qui nous ont guidé dans la division de la musculation
irrésistible en deux genres : *musculation irrésistible de transport*, et *musculation irrésistible sur place.* Pour établir une
distinction mieux marquée encore entre ces deux genres,
nous donnerons aux faits du second le nom de *tics,* laissant
à ceux du premier la dénomination de musculation irrésistible, ce qui nous permettra de sous-entendre la qualifica-
tion de transport, et de désigner par ce mot le mouvement
involontaire qui déplace le corps entier. Le nom de tics sera
donc réservé aux mouvements involontaires qui ne déplacent
pas le corps entier, qui s'exécutent le corps restant en place.

Pour ne pas s'exposer à confondre le tic avec la folie musculaire, il faut se rappeler que dans les tics le *modus agendi*
des mouvements, bien qu'irrésistible, est toujours normal ;
en d'autres termes, qu'il ne diffère pas, sous le point de vue
de la forme et de la direction, des mouvements analogues
sollicités par la volonté. Ainsi, lorsque quelqu'un a le tic de
tourner la tête de droite à gauche, ce mouvement s'opère
de la même manière que s'il s'exécutait volontairement, et
l'individu affecté d'un tic pareil, quand il voudra exécuter
volontairement ce mouvement ou tout autre non commandé
par le tic, comme baisser la tête, l'exécutera parfaitement
bien. Dans la folie musculaire, au contraire, il arrivera au
malade qui voudra baisser la tête, de la tourner ; et lorsqu'il
voudra la tourner, il la rejettera en arrière, parce le *modus
agendi* est également affecté.

Dans ce deuxième genre, ainsi que dans le premier, nous établirons des subdivisions en espèces ; mais nous prévenons que ces subdivisions ne seront pas tellement précises qu'une transition de l'une à l'autre ne puisse s'effectuer sans grands efforts. Ces classifications ne sont que des auxiliaires de la mémoire ; elles n'ont pas d'autre prétention. Les subdivisions peuvent se baser ou sur la dénomination du nerf qui fournit ses branches motrices à la région musculaire affectée de tic, ou sur la partie musculaire elle-même qui est agitée par la maladie.

Nous préférons cette dernière méthode de division, parce qu'elle évitera des répétitions inutiles et inévitables avec l'autre ; mais nous envisagerons les tics sous cet autre point de vue dans un résumé final.

Suivant l'ordre d'anatomie classique, familier à tout le monde, nous établirons ces quatre espèces : 1° tics de la tête ; 2° tics du tronc ; 3° tics des extrémités supérieures ; 4° tics des extrémités inférieures.

### A. PREMIÈRE ESPÈCE.

#### XLVII. — Tics de la tête.

#### A. Région épicranienne.

##### OBSERVATION LXVII.

Le mouvement volontaire du muscle occipito-frontal est rare chez la plupart des hommes ; toutefois on a des exemples de personnes qui peuvent agiter la calotte épicranienne à l'instar d'une perruque, qu'on tirerait alternativement en avant et en arrière. Nous connaissons un homme de 50 ans, bien portant du reste, chez qui un pareil mouvement du cuir

chevelu a lieu toutes les trois ou quatre minutes. Ce mouvement ne cesse que pendant qu'il mange, fume ou dort.

### B. Région auriculaire.

#### OBSERVATION LXVIII.

Le docteur Romberg (1) de Berlin cite un cas de ce tic,
chez une femme de 42 ans, qui avait éprouvé, vingt ans auparavant, un coup d'apoplexie avec paralysie du bras droit.
Elle ne se rétablit que lentement et incomplètement ; la faiblesse du bras et des maux de tête persistent toujours. Chez
cette femme, les muscles auriculaires s'agitent plusieurs fois
dans la journée, involontairement, pendant cinq à dix minutes, avec une grande rapidité, surtout à la suite d'affections morales, et ces mouvements involontaires sont accompagnés de forts tintements d'oreilles. Le reste du corps est
complètement libre de tout mouvement involontaire.

### C. Région palpébrale.

#### OBSERVATION LXIX.

Ce tic, très commun, est connu sous le nom de nyctagme
ou nictitation. Une observation fort ancienne de *Gaspard
Berlingius* (2), remontant à l'année 1675, est remarquable
en ce que la nictitation ou le mouvement involontaire des
paupières dura sans aucune interruption pendant trois jours
et qu'il se changea subitement en des mouvements involontaires de tous les muscles de la tête et de la face, qui disparurent à leur tour le neuvième jour pour ne jamais revenir.

(1) Nervenkrankheiten des Menschen. I Band, 2 Abth. p. 299. Berlin.
1843.
(2) Adversariorum curiosorum, centuria I. Ienæ. 1679, p. 227.

### D. *Région oculaire.*

##### OBSERVATION LXX.

De M. Demours (1). Nous connaissons deux frères, âgés
de 30 à 35 ans, qui ont de naissance cette agitation convulsive (mouvement du globe de l'œil, semblable à celui d'un
ressort de montre). On remarque, surtout chez l'aîné, que
les muscles droits contribuent à l'exciter. C'est à cette espèce
de musculation, que les Grecs ont donné le nom de *hypos*.
Elle est ordinairement congéniale et incurable.

##### OBSERVATION LXXI.

M. Charles Bell (2) rapporte le cas d'un malade borgne de
l'œil droit. La cornée du gauche était obscurcie depuis vingt
ans. Ce dernier exécutait continuellement des mouvements
de rotation involontaires, qui occupaient le quart de la cir-
conférence du bulbe.

### E. *Région maxillaire inférieure.*

##### OBSERVATION LXXII.

De M. Bird (3). James Townshend, âgé de 40 ans, s'étant
démis par accident la mâchoire, dans l'hiver de 1838. Après
la réduction, il devint sujet, à la plus légère excitation et souvent sans aucune cause apparente, à des mouvements involontaires de la mâchoire, provenant apparemment du muscle
ptérégoïde et du dépresseur. Ces mouvements disloquaient la

(1) Dictionnaire des sciences médicales, vol. xxxv, p. 583. Paris. 1819.
(2) Romberg. Loc. cit. p. 319.
(3) Guy hospital repports.

mâchoire souvent plusieurs fois par jour. 9 octobre 1840.
Le malade entre à l'hôpital, et il est soumis à l'électricité.
Des étincelles furent tirées des muscles affectés, avec un effet
remarquable ; les mouvements involontaires diminuèrent tellement que la dislocation de la mâchoire n'avait plus lieu
qu'à de rares intervalles. Lorsqu'on cessa l'emploi de l'électricité, les mouvements reparurent et avec eux la dislocation
spontanée. L'électricité les enleva de nouveau.

Le malade passa ensuite dans la salle du docteur Barlow,
qui lui administra le sulfate de zinc à doses croissantes. Il fut
parfaitement guéri.

Le malade n'ayant quitté l'hôpital que depuis un mois, il
n'y a pas encore de preuve que la guérison se soutienne.

*F. Région faciale.*

OBSERVATION LXXIII.

De Dieffenbach (3). Un homme de 43 ans, s'était, neuf ans
auparavant, exposé à un courant d'air, en sortant d'une
chambre fortement chauffée. Tout-à-coup, il avait été pris de
tressaillements dans le muscle palpébral du côté droit, lesquels avaient duré assez longtemps ; mais il y avait fait d'autant moins d'attention, qu'il y avait quelquefois de longues
intermissions et qu'ils ne se produisaient pas pendant des
journées entières, lorsque le temps était chaud et que le
vent du sud soufflait. Peu à peu, ces tressaillements s'étendirent sur tout le côté di   de la face, le gauche restant paisible. Le jeu alternatif des muscles faisait faire toutes sortes

_______________

(1) Uber die Durschneidung der Sehnen und Muskeln. Berlin, 1841,
p. 314.

de grimaces aux traits du côté droit; le front se ridait, la paupière s'élevait et s'abaissait, l'angle droit de la bouche se relevait, en sorte que dans de pareils moments, le malade devait cesser de parler. Il ne pouvait arrêter ces tressaillements qu'en portant rapidement la main à sa joue, et en pressant fortement les muscles agités. Par contre, il pouvait aussi provoquer involontairement les tressaillements, en essayant de fermer l'œil, par la contraction du muscle palpébral.

En conséquence, il ne pouvait pas s'endormir sans peine, et il devait fermer l'œil avec beaucoup de précaution et très lentement. Pendant le sommeil, les muscles étaient dans un repos complet. Cet état s'améliora considérablement par la section sous-cutanée des zygomatiques levateurs de l'aile du nez, etc.; il ne resta qu'un tremblement, surtout dans le palpébral.

## B. DEUXIÈME ESPÈCE.

### XLVIII. — Tics du tronc.

Dans l'état actuel de la science, il ne nous a pas été possible d'établir d'autres divisions que celles-ci: Tics de la partie supérieure et de la partie inférieure du tronc, et tics de la langue et du larynx. Cette division, nous le savons, n'est pas à l'abri de toute critique; mais elle nous est dictée par la nécessité. Plus tard, lorsque le nombre des faits se sera accru, il sera facile de la remplacer par une autre.

### A. *Tics de la partie supérieure du tronc.*

### OBSERVATION LXXIV.

De Charles Bell. Une jeune fille de 19 ans, remuait cons-

tamment la tête et la tournait vingt-deux fois par minute.
L'action produite par le mouvement de rotation avait son
siége dans le muscle sterno-clédomastoïdien, le trapèze, le
splénius, d'abord de l'un, puis de l'autre côté, en sorte que la
tête se mouvait sur l'apophyse odontoïdienne de l'atlas aussi
régulièrement que si elle avait obéi à l'impulsion d'un pendule.

OBSERVATION LXXV.

De M. Toulmouche (1). Il existe à Nantes un négociant
d'une activité assez grande en affaires, dont la plupart des
fonctions se font avec régularité. Son avant-bras et le bras
sont portés brusquement et irrégulièrement en avant, par
un mouvement de totalité, et le poignet en dedans et en arrière. En même temps, les muscles du côté correspondant du
col se contractent malgré la volonté, et détournent convulsivement la tête de leur côté. M. B., pour corriger un peu
cette déviation des mouvements, a soin de tenir toujours la
main droite dans le gousset de son pantalon. Par là, il limite
l'étendue des contractions anormales, et ne laisse apercevoir
que le mouvement spasmodique et involontaire de la tête se
fléchissant à droite, tandis que le visage se porte en arrière
et en bas, comme pour regarder le coude.

.Chez une jeune fille, la tête tournait continuellement, exé-
cutant vingt-deux rotations par minute. Ce mouvement était
dû aux contractions alternatives des muscles sterno-mastoïdiens et splénius de chaque côté. La respiration avait
lieu librement. Les mouvements diminuèrent et cessèrent enfin, après deux ou trois attaques d'hémoptysie (2).

(1) Loc. cit., p. 378. (2) Ibid., p. 379.

### OBSERVATION LXXVI.

De Smith (1). Henri Mason, âgé de 40 ans, bel homme, vigoureux et paraissant jouir d'une bonne santé, commis-voyageur. Il y avait environ huit ans que, par une nuit très froide d'un rude hiver, il avait traversé en cabriolet un pays découvert, et il avait eu froid à en mourir. Revenu de la stupeur partielle dans laquelle il était tombé, il avait été attaqué d'un mouvement spasmodique involontaire des muscles du côté droit de la nuque. Après deux mois de souffrances, il se rétablit parfaitement; mais depuis quatre mois, l'affection avait reparu.

Toutes les cinq minutes sa tête tournait d'un côté par une secousse involontaire, et avec tant de force, qu'il était menacé d'asphyxie. Les vaisseaux de la face et de la nuque se gonflaient extraordinairement. Au bout de quelque temps, ces spasmes cessaient, et la tête reprenait sa position ordinaire; mais quelques minutes après, elle se jetait du côté opposé. Pour arrêter ces mouvements, il était obligé de se saisir le nez pour maintenir sa tête; et, en effet, c'était sa contenance habituelle, ou bien il tenait le bras levé, prêt à saisir son nez, lorsque les mouvements involontaires se déclareraient. A la moindre occasion, ce mouvement augmentait d'une manière affligeante. Il reçut du *sulfate de zinc* pendant quelques semaines, jusqu'à huit grains, trois fois par jour, sans résultat. Les différentes fonctions de son corps semblaient régulières, excepté une tendance à la constipation. On lui prescrivit, à cette occasion, une dose de *pulvis rhei salin.*, et de deux jours l'un, on fit agir *l'électricité*

_________

(1) Guys hospital reports. 1841. p. 93. cas. 6.

sur l'épine dorsale et le long des muscles sterno-mastoïdiens. Il commença ce traitement dans les premiers jours de
décembre. 13 décembre. Son état s'est considérablement
amélioré, et il peut sortir sans employer sa main à maintenir sa tête ; néanmoins il éprouve une excitation considérable. 20 février 1840. Amélioration graduelle jusqu'à la
dernière quinzaine , où se trouvant assez bien , il a cessé le
traitement. Dernièrement il est revenu à l'hôpital dans un
état pire, les mouvements involontaires de la tête et de la
nuque ayant augmenté. On eut recours à l'*électricité* , et en
peu de temps, la convalescence s'établit.

OBSERVATION LXXVII.

Du docteur Null (1) , de Wordingbord en Danemark.
Jeune fille de 11 ans. Elle était au lit , et lui dit que pour le
moment elle se trouvait bien , mais que le mal reviendrait à
quatre heures. Un instant avant que la pendule , qui était
placée derrière elle, sonnât quatre heures, elle se mit à
bâiller, à se retourner dans son lit ; elle gémit pendant quelques secondes, puis elle exécuta régulièrement de forts *mouvements rotatoires avec la tête et le bras*, en criant sans discontinuer : oui , oui. La conscience n'était pas troublée,
les paupières et les pupilles étaient immobiles. La malade ne
pouvait pas parler, mais elle faisait par gestes des réponses
justes à toutes les questions.

Les parents dirent à M. N. que depuis dix-sept semaines
le paroxysme commençait chaque matin à six heures précises, et qu'il revenait dans la journée toutes les deux heures.

(1) Zeitschrift für die gesammte Medizin. 1844. vol. xxv, cah. 3.

Passé sept heures du soir, il ne se renouvelait plus. La maladie avait commencé par des maux de tête et des vomissements.

La malade avait pris sans résultat des *fleurs de zinc*, de fortes doses de *musc* et d'*opium*. Après l'avoir observée pendant une demi-heure, M. N. lui mit la main sur le creux de l'estomac, et, après un profond soupir, tous les mouvements cessèrent. Ils recommencèrent lorsqu'il retira sa main. Trois fois cette expérience fut répétée ; il engagea le père à faire le même essai, et toujours le résultat fut le même. Quelques minutes avant cinq heures, la malade annonça la fin de l'accès, et, en effet, une seconde avant que cinq heures sonnassent, tous les accidents spasmodiques disparurent. M. N. fit alors lever la jeune fille, lui ordonna de tricoter, et l'exhorta à ne pas penser à son mal ; il couvrit la pendule avec un mouchoir. Environ une minute avant six heures, la malade commença à bâiller, dit qu'il allait être six heures, et qu'elle aurait un accès. M. N. lui parla sévèrement, lui ordonna de continuer à tricoter et de ne pas s'inquiéter de l'heure. Le paroxysme n'eut pas lieu, et depuis un an il ne s'est pas renouvelé.

OBSERVATION LXXVIII.

Du professeur Pucinotti (de Pise) (1). A la suite d'une frayeur, les menstrues, chez la nommée Burgassi, avaient été dérangées et interrompues ; puis elle eut à souffrir de cardialgie, de vertiges et de quelques phénomènes hystériques. Après être restée dans cet état pendant plusieurs années, la maladie

(1) Annales médico-psychologiques, vol. v. 1845. p. 380.

prit la forme suivante : Assaillie au commencement des accès par des angoisses et des douleurs à la région du cœur, par une impuissance de parler et par une respiration sifflante et pénible, la malade portait ses deux mains à sa tête, se grattait fortement et s'égratignait le visage; en même temps elle renversait ses yeux et les tournait dans tous les sens , après quoi survenait un mouvement *rotatoire de la tête, de droite à gauche* , qui durait quelquefois jusqu'à trois jours entiers. Au commencement de la rotation de la tête , ses bras se portaient violemment sur la poitrine , s'y croisaient avec une violence tétanique, et ne revenaient plus sur la tête que vers la fin de l'accès , et alors se répétaient tous les phénomènes par lesquels celui-ci avait commencé. Elle bégayait , et les mots qu'elle prononçait étaient tronqués au commencement comme à la fin du paroxysme. Dans le plus fort de l'accès , le bout de sa langue était appliqué presque immobile à la voûte du palais.

*B. Tics de la partie inférieure du tronc.*

### OBSERVATION LXXIX.

De M. Riverend ( Hôtel-Dieu , service de MM. Bailly et Piorry ) (1). Un cas de chorée s'est présenté dans nos salles , c'est celui de Vonher, au n° 62 de la salle Sainte-Catherine : Démarche de la danse de saint Guy, mouvements rappelant ceux de la copulation. Cet individu s'était dès son enfance livré avec fureur à la masturbation , et sa dernière attaque de chorée avait eu lieu à la suite de la visite de deux femmes

(1) Journal hebdomadaire. 1834. vol. II. p. 147.

qu'il avait reçues chez lui la veille. Avant de posséder ces détails, M. Piorry avait été conduit, par la nature des mouvements auxquels il se livrait, à penser que le point de départ des accidents avait bien pu être les nerfs des organes génitaux, avec irritation consécutive vers les nerfs des lombes et vertébraux, déterminant la chorée. On employa des *sangsues* en grand nombre. Il y avait intermittence. Le *sulfate de quinine* fut administré, et le malade parut, trois jours après, complètement guéri ; mais huit jours plus tard, le matin du jour où il devait sortir de l'hôpital, les accidents revinrent avec plus d'intensité ; outre les mouvements que nous avons indiqués, le malade, à des intervalles assez rapprochés, soulevait la tête et le tronc avec la plus grande raideur, et se laissait retomber avec assez de violence pour se briser le crâne, s'il eût rencontré un corps dur ; on fut forcé de lui mettre la camisole. De cette fois, les sangsues et le sulfate de quinine étant tout-à-fait impuissants, on a eu recours aux bains *sulfureux*, sous l'influence desquels le malade paraît maintenant complètement guéri ; et il sort de l'hôpital.

### C. *Tics des muscles de la langue et du larynx.*

#### OBSERVATION LXXX.

Itard (1). Mademoiselle C. , âgée de 15 ans, irrégulièrement menstruée, devint sujette à des tressaillements qui se manifestaient seulement quand elle entendait sonner la cloche de sa pension. Elle levait légèrement les épaules et poussait un petit cri aigu. En quelques semaines ce symptôme acquit une telle intensité, que ce cri instantané dégénéra en

(1) Archives générales, vol. VIII. 1825. p. 100. obs. 9.

clameurs bruyantes et prolongées, en hurlements retentis-
sants, qu'on eût pris de loin pour des aboiements d'un
chien, et que provoquaient non pas seulement la cloche du
pensionnat, mais le moindre bruit inattendu et la plus légère sensation un peu brusque de plaisir ou de peine. Ces
cris, toujours accompagnés du soulèvement des épaules,
duraient quelquefois plusieurs heures sans discontinuer, s'af-
faiblissaient seulement par intervalles, pour éclater avec plus
de violence quelques minutes après, et finissaient par amener
une tuméfaction livide de la face, une abondante transpiration et un état de prostration profonde, suivie d'assoupissement. Pédiluves, saignées, sangsues, antispasmodiques,
tout fut mis en usage sans succès. Je la fis transporter dans
une chambre isolée, située à l'extrémité du jardin, et dont
rien ne pouvait interrompre la solitude et le silence. Pour la
soustraire encore plus complètement à l'action des bruits,
je lui fis boucher les oreilles avec des morceaux d'éponge
imbibée d'huile. Cet expédient produisit quelques jours le
calme, mais il n'était pas complet, et j'espérais peu le voir
durer. En effet, les convulsions des organes vocaux revinrent comme auparavant, et de plus sans cause provocatrice
apparente. Ces cris devinrent plus variés, représentant successivement ceux qui exprimaient la surprise, la terreur, le
désespoir; puis s'éloignant de ceux que produit la voix humaine pour se rapprocher des cris des animaux, et tous
entremêlés de mots articulés, dont quelques-uns étaient des
expressions de douleur et d'angoisse. Cet état ne s'accompagnait, même pendant les crises, d'aucun mouvement fébrile; mais l'appétit était perdu; cette jeune personne mai-
grissait et se plaignait d'une faiblesse extrême; les accès

revenaient tous les jours, quelquefois même au nombre de deux, et souvent la nuit n'en était pas exempte.

M. Portal fut appelé en consultation, et il fut convenu qu'on insisterait particulièrement sur l'usage du *gallium luteum*. Mais la maladie s'accrut encore, et les cris devinrent si bruyants, si violents, que malgré l'éloignement de la chambre occupée par la malade, et le soin qu'on avait de tenir les croisées et les portes fermées, les éclats de sa voix retentissaient dans les classes et les dortoirs du pensionnat, et troublaient les études et le sommeil des autres pensionnaires.

Deux ou trois d'entre elles, et c'étaient les plus jeunes, quand elles venaient tout à coup à entendre ces clameurs, tressaillaient vivement. Bientôt elles firent entendre un petit cri aigu, accompagné d'un soulèvement d'épaules, ainsi qu'avait débuté chez leur compagne cette maladie convulsive. Tout annonçait en effet qu'elle allait se développer et se propager par l'influence de l'imitation, quand on se résolut à prendre une mesure décisive : toutes celles qui commençaient à crier furent renvoyées dans leurs familles, et cessèrent bientôt d'être tourmentées par ces bruyantes agitations. Dans l'impossibilité de prendre le même parti pour mademoiselle C., qui était orpheline, elle fut envoyée dans une maison de santé, sous la surveillance d'une garde particulière. On remarqua qu'ayant été prise pendant le trajet d'une de ses attaques, la crainte d'être un sujet de spectacle pour les passants, avait considérablement diminué la violence de ses cris. Je mis à profit cette observation, en exigeant qu'elle fût tous les jours conduite en promenade dans les rues les plus fréquentées de Paris. Ce moyen diminua notablement les accès. Je l'appuyai d'un autre, pris également dans la médecine morale. Cette jeune personne m'ayant avoué qu'elle éprouvait une sorte d'humiliation d'habiter une maison qui renfermait toutes sortes de malades, même des folles, et qu'elle ne pouvait penser sans chagrin aux suppositions auxquelles cette séquestration donnerait lieu, je me gardai bien de dissiper ses craintes à ce sujet. Je crus même devoir les exagérer, en convenant comme malgré moi que la plus innocente et la plus naturelle de ces suppositions serait de la faire passer pour folle ; que les intérêts de sa santé, de son éducation, et surtout de sa réputation, lui faisaient une nécessité d'une guérison prompte. J'obtins de ces deux moyens de répression un succès plus prompt et plus complet que je n'eusse osé l'espérer.

Les accès diminuèrent si rapidement de fréquence et d'intensité, qu'au bout de cinq semaines elle se trouva complètement guérie. Seulement il lui resta de cette maladie, qui avait duré à peu près trois mois, une mobilité nerveuse excessive, que les avantages d'une menstruation plus régulière, du mariage, de la maternité, et un laps de 15 années n'ont aucunement amortie.

OBSERVATION LXXXI.

Du même (1). Mademoiselle de D., actuellement âgée de 20 ans, fut, à l'âge de 7 ans, prise de contractions convulsives dans les muscles des mains et des bras, qui, se manifestant surtout dans les moments où cette enfant s'exerçait à

_______________

(1) Itard. Loc. cit., p. 403.

écrire, écartaient brusquement sa main des caractères qu'elle
traçait. Après cet écart, les mouvements de la main devenaient de nouveau réguliers et soumis à la volonté, jusqu'à
ce qu'un autre soubresaut interrompît de nouveau le travail
de la main. On ne vit d'abord en cela que de petits tours de
vivacité ou d'espièglerie, qui, se répétant de plus en plus,
devinrent des sujets de réprimande et de punition. Mais
bientôt on acquit la certitude que ces mouvements étaient
involontaires et convulsifs, et on vit y participer les muscles
des épaules, du cou et de la face. Il en résulta des contorsions et des grimaces extraordinaires. La maladie fit encore
des progrès, et le spasme s'étant propagé aux organes de la
voix et de la parole, cette jeune personne fit entendre des
cris bizarres et des mots qui n'avaient aucun sens, mais tout
cela sans délire, sans aucun trouble des facultés mentales.
Des mois et des années s'écoulèrent dans cet état de choses,
auquel on n'opposa que de faibles remèdes, dans l'espoir
des changements favorables que pouvait amener la puberté.
Cet espoir fut complètement déçu. Mademoiselle de D. fut
alors envoyée en Suisse, auprès d'un médecin qui s'était
adonné spécialement au traitement des maladies des nerfs.
Soit par les effets des bains de petit lait, soit par l'heureuse
influence du séjour et de la vie des montagnes, la maladie se
dissipa presque complètement, et quand, au bout d'un
an, cette demoiselle quitta la Suisse, elle en revint calme,
brillante de fraîcheur, et sujette seulement à quelques petits tiraillements visibles, mais peu fréquents, des muscles
de la face et du cou. Elle fut mariée à cette époque; mais le
mariage, au lieu de consolider la guérison, reproduisit assez
rapidement sa maladie. Cette maladie, si on excepte 18-20

mois de répit, dure depuis 18 ans, et semble faire de nouveaux progrès.

Voici quel est son état actuel : Ces contractions spasmodiques sont continuelles, non successives, et séparées par
de courts intervalles de quelques minutes : quelquefois le
repos est plus long, d'autres fois plus court, et il en survient même souvent deux ou trois qui se succèdent sans ré-
mission. Elles affectent surtout les muscles pronateurs de
l'avant-bras, les extenseurs des doigts, les muscles de la
face et ceux qui servent à l'émission et l'articulation des
sons. Parmi les mouvements continuels et désordonnés qu'a-
mènent ces contractions morbides, ceux imprimés aux organes de la voix et de la parole, sont les seuls dignes de
toute notre attention, comme présentant un phénomène
des plus rares et constituant une incommodité des plus désagréables, qui prive la personne qui en est atteinte de toutes
les douceurs de la société; car le trouble qu'elle y porte est
en raison du plaisir qu'elle y prend. Ainsi, au milieu d'une
conversation qui l'intéresse le plus vivement, tout à coup,
sans pouvoir s'en empêcher, elle interrompt ce qu'elle dit
ou ce qu'elle écoute par des cris bizarres et par des mots
encore plus extraordinaires, et qui font un contraste déplo-
rable avec son esprit et ses manières distinguées. Ces mots
sont pour la plupart des jurements grossiers, des épithètes
obscènes, et, ce qui n'est pas moins embarrassant pour elle
et pour les auditeurs, l'expression toute crue d'un jugement
ou d'une opinion peu favorable à quelques-unes des personnes présentes de la société. L'explication qu'elle donne
de la préférence que sa langue, dans ses écarts, paraît accorder à ces expressions inconvenantes, est des plus plausibles.

C'est que plus elles lui paraissent révoltantes par leur grossièreté, plus elle est tourmentée de la crainte de les proférer, et que cette préoccupation est précisément ce qui les lui met au bout de la langue, quand elle ne peut plus la maîtriser. Du reste, l'état général de la santé paraît se ressentir fortement de la longueur de cette affection convulsive, comme le prouve un amaigrissement croissant et la pâleur du teint, bien que les fonctions digestives n'aient pas notablement souffert.

OBSERVATION LXXXII.

**De M. Blache (1).** Lorsque la chorée affecte les muscles de la langue et du larynx, il existe une difficulté plus ou moins grande dans l'exercice de la parole : quelques malades bégayent ou balbutient ; il en est qui ne peuvent articuler un seul mot ; enfin on en voit qui font entendre une sorte d'aboiement comparable à celui du chien.

J'ai observé en 1822, à l'hôpital des enfants, un jeune enfant qui présentait ce phénomène remarquable, et je donne actuellement des soins à une fille de 8 à 9 ans, chez laquelle on remarque quelque chose d'analogue, les mouvements choréiques étant d'ailleurs bornés dans ces cas aux muscles du larynx.

OBSERVATION LXXXIII.

**De M. Henri Bell (2).** Dans un cas que j'ai eu l'occasion d'observer, le sujet répétait continuellement et avec une ex-

(1) Répertoire général, tome VII, p. 519. Paris. 1834.
(2) Dictionnaire des études médicales, t. III, p. 508. Paris. 1839

cessive volubilité quelques syllabes, toujours les mêmes. La volonté parvenait pendant quelques minutes à en arrêter l'émission, mais bientôt elle devenait impuissante, et la malade était entraînée à recommencer incessamment ce singulier exercice.

OBSERVATION LXXXIV.

De M. Toulmouche (1). Une jeune personne faisait entendre à chaque instant un son singulier, une espèce de glapissement auquel le larynx, la luette, les lèvres ne participaient point, puisque la jeune fille toussait comme à l'ordinaire. Ce bruit revenait plus de dix fois par minute. Cette affection, qui durait un mois, reparut deux hivers de suite.

OBSERVATION LXXXV.

Du même (2). Une femme dont la respiration était comme convulsive, présentait de temps en temps l'état suivant : narines fortement dilatées, angles de la bouche tirés en bas, épaules et poitrine élevées spasmodiquement ; inspirations fortes et profondes, accompagnées de sifflement des narines et de resserrement à la gorge, contraction des sterno-mastoïdiens. Pendant ces paroxysmes, qui duraient plusieurs minutes, la malade était privée de la parole, menacée de suffocation, et néanmoins elle pouvait, si on le lui commandait, mouvoir la tête, les épaules, faire une grimace, bien que les spasmes continuassent.

OBSERVATION LXXXVI.

De M. Damas (3). Une jeune fille de 13 ans, avait toujours

(1) Loc. cit. p. 378. (2) Loc. cit. p. 379.
(3) Gazette médicale de Paris, 1846 p. 269.

joui d'une bonne santé jusqu'au 20 octobre 1844. Depuis, elle a ressenti de la céphalalgie, des douleurs lombaires et la plupart du temps des symptômes précurseurs de la révolution pubère. Le 15 décembre 1844, sa parole s'embarrasse, puis elle bégaye. Quelques jours avant l'invasion du mal, la jeune fille avait éprouvé plus de céphalalgie que de coutume ; elle s'était occupée plus assidûment. Une circonstance qui ne doit pas être oubliée, c'est celle de la fréquentation habituelle d'une jeune bègue de ses compagnes.

Diagnostic. Bégayement chorérique, reconnaissant pour cause une congestion de l'axe cérébro-spinal, et en particulier des lobes antérieurs cérébraux. En conséquence, dans le traitement on propose : 1° saignée générale, bain de pieds sinapisés, laxatifs, régime doux, exercice modéré. On conseille les bains de siége émollients, les lavements, les distractions douces et antagonistes de l'état moral habituel. Huit jours après l'emploi de cette médication simple, la formation de la parole était déjà plus facile ; au douzième jour il ne restait plus aucun indice de bégayement, mais la malade était rentrée dans un nouvel état maladif. Tous les symptômes d'une grande faiblesse s'étaient déclarés : apathie, langueur générale, tendance au repos invincible, maintien et marche mal assurés. Ce nouvel état est combattu par les analeptiques joints aux toniques fixes. On est plus réservé sur l'exercice musculaire. Sur ces entrefaites, un médecin judicieux et expérimenté, consulté, accuse l'insuffisance des déplétions sanguines, propose d'y revenir, sans préjudice d'application de sangsues, s'il y avait lieu ; conflit d'opinion. Cette prescription n'a pas été suivie. La malade est adressée à M. le professeur Cruveilhier, qui adopte le traitement mis en usage.

Pendant l'espace de trois mois environ, que l'application de ces conseils fut faite, l'atonie continua d'être grande, puis après elle diminua. Les forces reprirent ensuite sensiblement ; dès lors on crut pouvoir se relâcher de la sévérité du régime : on reprit la vie sédentaire, les occupations d'aiguilles assidues. Bientôt retour vers l'état précédemment décrit, auquel viennent encore s'ajouter une toux fatigante et des crampes d'estomac. Cette rechute mit plusieurs mois à se dissiper, sous l'influence de précautions hygiéniques appropriées et des toniques fixes; on tente les préparations de fer : elles sont bien supportées. La convalescence faisant ensuite des progrès journaliers, la santé ne tarda pas à devenir florissante : plus de trace de cette atonie qui avait été portée si loin. Les règles n'ont pas encore paru, mais la jeune fille éprouve de loin en loin quelques symptômes précurseurs de leur apparition. On abandonne tous les remèdes, on se borne à seconder les efforts de la nature.

### C. TROISIÈME ESPÈCE.

#### XLIX. — Tics des extrémités supérieures.

##### OBSERVATION LXXXVII.

De Joseph Frank (1). Au mois de mars 1810, une jeune fille de 16 ans, pléthorique, sœur d'un frère mélancolique, réglée seulement depuis quelques mois, portée à la solitude, à la tristesse, et affectée de maux de tête à l'occiput et à la nuque, fut prise de secousses et de mouvements anormaux des épaules et des bras, mouvements semblables à ceux des

(1) Praxeos med. univ. preccept. Lipsiae 1821. Pars II, vol. I, sect. 2. p. 211.

oles qui s'apprêtent à voler. Le mal revenait par accès tellement forts, que la malade, bien qu'ayant ses sens, perdait
l'équilibre en marchant, quoique les autres parties du corps
obéissent à la volonté. On ne put trouver à la maladie d'autre cause qu'une chute dans laquelle l'occiput s'était contu-
sionné. Une saignée au pied et des sangsues à la tête chas-
sèrent bientôt le mal.

OBSERVATION LXXXVIII.

De M. Babington (1). Anne Villes, âgée de 20 ans, admise
le 4 mars 1841, jeune personne au teint fleuri et forte, quoique délicate. On lui amputa le bras gauche le 24 mars, à
cause d'une tumeur à l'articulation du coude. Le moignon
guérit parfaitement, et elle quitta l'hôpital en bonne santé
au milieu de mai.

Vers la fin de juin, le moignon éprouva pendant la nuit de
violents tressaillements, à la suite desquels elle observa qu'il
commençait à s'agiter en tous sens. Après une intermission
d'un jour, le mouvement devint constant, et depuis il continuait sans interruption, tant qu'elle était éveillée. Dans le
sommeil, on ne remarquait qu'un léger tremblement. Le
mouvement du moignon consistait en une rapide alternative
d'adduction et d'abduction. Aucune autre partie du corps
ne paraissait affectée de la chorée. Pouls à 70, mou et régulier; action du cœur normale, pas de bruit, langue nette;
selle régulière. La malade avait eu ses règles peu de
jours avant l'opération, et elles avaient reparu quelques
jours après; depuis ce temps, elles avaient continué de reve-

(1) Guys hospital reports. 1841. p. 423.

nir à des intervalles de six jours, sauf une seule fois où l'intervalle avait été de quinze jours. Dans l'absence de la menstruation, elle se sentait plus mal. Elle fut admise de nouveau à l'hôpital le 18 août. Aucune espèce de changement ne s'est encore opéré dans son état, malgré l'application d'un cautère au moignon et l'emploi de fortes doses de sesqui-oxyde de fer.

On peut à peine douter que, dans ce cas, la cause de ce mouvement spasmodique incessant ne réside dans ce moignon lui-même, d'où quelque nerf blessé ou comprimé communique l'irritation au centre commun dans la moëlle épinière.

Ce cas intéressant se rattache à la chorée. Je ne crains pas de le regarder comme un exemple de cette affection pure. Les contractions sont plus violentes, incessantes et spasmodiques, en sorte qu'en employant toute ma force, je ne puis pas les empêcher; je puis seulement les diminuer à peine. Dans la partie supérieure le moignon n'est pas absolument tranquille, même pendant le sommeil. Si l'on admet cette affection comme une chorée véritable, on peut à peine refuser de qualifier de même les tressaillements spasmodiques si fréquents après les fractures des membres.

OBSERVATION LXXXIX.

De M. Babington (1). S. M., âgée de 20 ans, vint me consulter le 30 novembre 1840. Elle était grande et bien portante en apparence; pouls régulier. Depuis trois mois elle soignait une sœur qui mourut dans le courant du mois sui-

_______________

(1) Guys hospital reports, p. 431.

vant, d'une attaque d'épilepsie, lorsque sa mère remarqua un spasme dans son bras gauche. Ce spasme devint de plus en plus fréquent et finit par se répéter toutes les trois ou quatre minutes. Lorsque je la vis, les accès ressemblaient justement à des chocs galvaniques, depuis l'épaule jusqu'à la main. Elle avait un peu de céphalalgie et de la constipation. Action du cœur normale. Du reste elle se portait bien. Un médicament apéritif suivi du sesquioxyde de fer à doses croissantes jusqu'à deux drachmes trois fois par jour, suffit pour la guérir entièrement en un mois.

OBSERVATION XC.

De M. Babington (1). Sara Sandfort, âgée de 17 ans, malade depuis neuf mois, d'une constitution faible, a la fièvre depuis neuf mois. Un jour qu'on l'avait laissée seule, elle eut un accès violent de convulsions qui l'effraya beaucoup; cependant elle alla bien ensuite, et environ trois mois après, elle eut trente-cinq accès successivement en un jour.

Trois jours après, elle tomba dans la rue et perdit l'usage du côté droit; sa main et son bras restèrent tout-à-fait engourdis. Dès lors, son bras droit et la nuque sont agités de convulsions. Elle éprouve quelques difficultés à avaler. Peau moite, transpiration abondante, bon appétit, jamais de selle sans remède, et depuis trois semaines, pas d'émission d'urine sans l'emploi du cathéter. Les mouvements convulsifs de la *nuque et du bras* sont constants, excepté pendant le sommeil.

Malgré l'emploi du mercure, de l'acide hydrocyanique, du fer, de vésicatoires, du zinc, de la coloquinte, etc., le plus

(1) Guys hospital reports, p. 431.

léger changement ne s'est pas encore fait remarquer depuis l'admission. Le traitement continue.

OBSERVATION XCI.

De Smith (1). Sara Wheeler, âgée de 12 ans, admise le 5 novembre 1839, ayant été sujette à une chorée pendant cinq semaines. L'affection est restreinte *au bras droit et à l'épaule*, qui sont dans un mouvement perpétuel. Elle attribue les attaques à une peur causée par les menaces de sa maîtresse d'école. Elle prit pendant quelque temps le sulfate de zinc et le sesquioxyde de fer; puis on eut recours à l'électricité. Des étincelles furent tirées trois fois de l'épine dorsale avec un résultat très satisfaisant, lorsqu'elle quitta l'hôpital.

Le 20 décembre, elle revint à l'hôpital; les mouvements involontaires des membres avaient recommencé comme auparavant. On prescrivit une poudre de rhubarbe pour essai, et on tira des étincelles de l'épine dorsale trois fois par semaine.

14 janvier 1840. Elle a suivi le traitement régulièrement, son état s'améliorant de jour en jour. Ce jour-là elle sortit parfaitement bien portante.

OBSERVATION XCII.

De J. E. Wichmann (2). Une femme se frappait quelquefois la poitrine à coups de poings pendant un quart d'heure, avec la plus grande violence. Pour qu'elle ne se meurtrît pas

(1) Guys hospital reports, p. 93.
(2) Ideen zur Diagnostik. Hannover. 1794, p. 110.

le sein, on lui mit en travers de la poitrine quelques mains de papier. En peu de temps les feuilles furent toutes battues et presque lacérées, comme aurait pu le faire un relieur en les battant de toute sa force.

OBSERVATION XCIII.

D'Itard (1). Une jeune dame fut affectée, à la suite de chagrins, depuis un an , d'accès de convulsions qui débutaient par une raideur tétanique qui s'empara du tronc et des membres et se terminait par un cri perçant pareil à ceux qu'arrache une terreur soudaine. Alors, par un mouvement involontaire imprimé à ses deux bras, la malade se frappait le creux de l'estomac à coups de poings redoublés, très vigoureusement assenés et qu'on pouvait entendre de la pièce voisine, et cela sans délire, sans perte de connaissance, sans aucun trouble de sens interne. Seulement , comme cet état de spasme était partagé par les muscles de la respiration et du larynx, elle ne pouvait s'exprimer qu'à voix basse, par mots entrecoupés et faiblement articulés; souvent ces mouvements convulsifs étaient suspendus pendant quelques minutes par le retour du spasme tonique, qui, comme au début de l'accès, se terminait par un cri, auquel succédait immédiatement le retour des convulsions. L'accès durait ainsi depuis vingt-cinq minutes jusqu'à deux heures. Alors succédait un assoupissement comateux qui ne se dissipait complètement que le lendemain matin, laissant encore les facultés mentales dans cet état de torpeur qu'on observe à la suite de violents accès d'épilepsie. Elle guérit par des vésicatoires

(1) Loc. cit. p. 396.

appliqués à la région gastrique, et par l'usage des bains froids de rivière.

OBSERVATION XCIV.

De Bird (1). Elisabeth Raven, âgé de 16 ans, jouissant auparavant d'une santé généralement bonne, réglée depuis trois mois. La menstruation ayant été supprimée, elle fut prise de mouvements involontaires dans la *main et le bras droits*, lesquels augmentèrent d'intensité jusqu'à l'époque actuelle. On eut recours à l'électricité au mois de juillet 1838. Des étincelles furent tirées de l'épine dorsale ; et l'on fit également des décharges sur le bassin. Après que l'électricité eut été appliquée cinq fois, les cataménies reparurent et la chorée cessa. La jeune fille continua à se bien porter jusqu'au 19 novembre, où les règles n'ayant point paru à l'époque, elle revint à l'hôpital. Quelques décharges électriques sur le bassin amenèrent la menstruation, et elle sortit parfaitement bien portante.

OBSERVATION XCV.

De Niese (2). Une dame de 21 ans, du reste bien portante, souffrait depuis deux ans de spasmes qui s'étaient manifestés subitement et avec une sensation de pesanteur particulière dans le bras droit, et y avaient laissé, outre cette sensation, une certaine raideur. Les accès avaient lieu à des intervalles plus ou moins longs. La malade perdait connaissance ; le plus souvent elle tombait tout-à-coup à terre et sa

_______

(1) Guys hospital reports, 1841, p. 92, cas. 3.
(2) *Pfaff* Practische und critische Mitthe lungen. 1837. Heft 9 und 10.

respiration était râlante. Lorsqu'elle sortait de cet état, elle avait l'air troublé, délirait, et lorsqu'elle était enfin revenue à elle, elle se plaignait d'un grand abattement. Quoique les accès ne fussent pas toujours aussi violents, la malade éprouvait fréquemment des spasmes *et des tiraillements dans les bras, communément dans le droit, sans perdre toutefois connaissance.* A l'exploration du dos, on trouva les dernières vertèbres cervicales et les premières dorsales sensibles à une légère pression. La maladie fut considérée comme une chorée ayant son siége dans la moëlle épinière. On employa les sangsues, les saignées, un onguent composé de camphre et de mercure, ainsi que le carbonate de fer. La malade fut guérie, mais elle eut une rechute après son mariage.

OBSERVATION XCVI.

De M. Babington (1). Lucy Hooke, admise le 10 décembre 1840, âgée de 17 ans, d'une constitution nerveuse, d'une complexion pâle, s'était fracturé le bras gauche dix ans auparavant ; mais elle n'avait jamais souffert des suites de cette fracture. Depuis ce temps, soumise à de rudes travaux, elle ressentait beaucoup de douleurs dans les muscles.

Il y avait cinq semaines qu'une chorée s'était déclarée dans ce bras, et elle persistait. A l'exploration, on sentit une tumeur de l'os à la partie antérieure du radius, près du pli du coude. — Menstruation régulière, action du cœur normale.

Il est inutile d'entrer dans des détails au sujet du traitement qui fut suivi dans ce cas ennuyeux. Apéritifs, toniques,

(1) Guys hospital reports. 1841, p. 122.

ferrugineux, application locale du nitrate d'argent le long des nerfs furent employés, ainsi que divers liniments stimulants, mais sans beaucoup de succès. Les douleurs qu'elle éprouvait disparaissaient lorsque la chorée commençait, et revenaient après l'application du nitrate d'argent. L'insuffisance de la menstruation engagea à employer les bains chauds, des scarifications furent faites contre les maux de tête et de reins ; l'électricité fut appliquée au bras ; finalement, on eut recours à l'arséniate de potasse, mais sans résultat notable, jusqu'à la fin de mars où, après un intervalle de neuf semaines, les caténies revinrent avec abondance. A la fin du même mois, la santé, en général, était beaucoup meilleure et la chorée avait entièrement disparu.

L'excroissance osseuse de l'*avant-bras*, la douleur que la malade y éprouvait, la cause qu'elle y assignait, et l'apparition subséquente de la chorée, tout me porte à croire que le mouvement désordonné était dans ce cas la conséquence d'une irritation locale des nerfs du bras.

OBSERVATION XCVII.

De Bird (1). James Spriggs, âgé de 45 ans, portier, 12, Compton-Street, entra dans le dispensaire de Finsbury, en novembre 1840. Il était atteint d'une dyspepsie gastrique folliculaire ; dans la journée, fréquents accès de vomissements d'un liquide muqueux. Mon attention fut attirée par l'état remarquable des mains de ce malade. Elles étaient à moitié fléchies sur l'avant-bras, comme les doigts l'étaient sur la main, et dans un mouvement continuel, alternativement

_________

(1) Ibid., p. 96,

fléchies et étendues, par moments accomplissant des mouvements de rotation imparfaite, comme les bras d'un malade attaqué d'une chorée.

S'il pensait à ses doigts, ou s'il voulait essayer de les tenir tranquilles, les mouvements augmentaient rapidement. Les pouces s'agitaient beaucoup moins que les doigts. Il était presque impossible de distinguer les pulsations de l'artère radiale, à cause des tressaillements continuels des tendons. Après l'avoir guéri de sa dyspepsie, je lui prescrivis l'emploi de l'électricité. Les étincelles électriques devaient être tirées de la partie supérieure de l'épine dorsale. J'espérais le délivrer par ce moyen de ces mouvements involontaires pénibles. Effectivement, ils diminuèrent considérablement, après qu'il eut suivi ce traitement pendant une quinzaine de jours. Il était en état de saisir une carte mince entre les doigts et le pouce, et de la tenir pendant quelques instants. Un examen attentif me prouva que cette curieuse affection était congéniale ; elle avait continué presque sans changement depuis son enfance jusqu'à cette époque.

### OBSERVATION XCVIII.

De Itard (1). Un homme qui avait passé la soixantaine, me consulta sur un mouvement spasmodique qui s'emparait de sa main droite quand il l'avait exercée à un travail quelconque. Ce mouvement consistait dans un rapprochement subit du pouce, de l'index et du médius, lesquels ainsi réunis à leur extrémité, de manière à ne pouvoir être facilement séparés, se mettaient à exécuter de petits mouvements d'al-

(1) Loc. cit., p. 393.

longement et de raccourcissement absolument pareils à
ceux que nécessite l'action d'écrire. Ce petit accès convulsif
durait souvent pas de deux heures, et s'accompagnait d'un
malaise général qu'augmentait tout effort de la volonté
pour réprimer ces mouvements désordonnés. Un mois après,
il avait été emporté par une attaque d'apoplexie.

OBSERVATION XCIX.

De Gierl (1). Il y a environ neuf ans qu'un homme de 50
ans, d'ailleurs parfaitement bien portant, fut pris, sans cause,
d'un tressaillement dans les doigts de la main droite, dont on
se sert ordinairement pour écrire. Il pouvait faire tout autre
mouvement avec cette main et avec les doigts, comme avec la
gauche, sans en éprouver la moindre incommodité. Depuis
cette époque, le mal avait beaucoup augmenté en intensité.
Le tressaillement se déclare dès que le malade prend en main
un crayon ou une plume et se dispose à écrire. Il consiste
d'abord en un mouvement un peu fort et rapide du pouce, de
l'index et du médius, avec une sensation de pression particulière, comme d'un clou, sur le dos du métacarpe. Une demi-minute d'effort pour écrire suffit pour augmenter le tressaillement dans les tendons des fléchisseurs et des extenseurs
du bras jusqu'au coude, à tel point que l'œil peut suivre le
jeu des muscles. Outre ce tressaillement, le malade se plaint
d'une sensation de pression au côté externe du bras, au point
d'attache du deltoïde. S'il persiste à écrire, il se déclare aussi
un tressaillement dans les muscles du bras. Cet état est or-

(1) OEffentliche Consultation über ein eigenthümliches Zittern der Hand
beym Schreiben. Lindau. 1832.

dinairement accompagné d'un malaise général, le malade est inondé de sueur et se trouve sur le point de tomber en syncope. Pose-t-il la plume, toute sensation désagréable disparaît et il se porte aussi bien que qui que ce soit. Il peut soulever de lourds fardeaux, exécuter avec les doigts les travaux les plus délicats; seulement, il lui est impossible d'écrire. Tous les médicaments administrés restèrent sans effet.

OBSERVATION C.

De Eitner (1). Ce médecin raconte qu'il a souffert, il y a quelque temps, d'une affection semblable, d'abord une fois seulement par jour, et plus fréquemment dans la suite. L'accès commençait par un engourdissement de la main, suivi d'un fourmillement douloureux, et se terminait par quelques secousses électriques, qui faisaient mouvoir involontairement les pouces. Plus tard, le mal attaqua aussi le second et le troisième doigts ; se réfléchissant au côté radial de l'avant-bras jusqu'au coude. Pour guérir promptement cette affection, il lui suffit de s'abstenir sévèrement de manger trop vite, de prendre des aliments trop chauds, de s'échauffer, de boire du café ou du thé, en joignant à ce régime l'usage de acidum muriaticum camphoratum (intérieurement ou extérieurement ? ), et des bains froids.

OBSERVATION CI.

De Heyfelder (2). Un homme de 50 ans, qui souffrait quelquefois d'un prurit hémorrhoïdal au périnée, était affecté, de-

<hr>

(1) Medicinisch-chirurgische Zeitung. 1832. Vol. ii, n° 20.
(2) Medicinische Zeitung des Vereins für Keilkunde in Preussen. 1835. n° 1.

puis treize mois, d'un tressaillement tout particulier de la main droite, qui ne se déclarait que quand il posait la main sur le papier pour écrire. Aucune autre occupation ne provoquait cet accès ; il pouvait tailler sa plume, se raser, jouer du piano, mais à peine commençait-il à écrire que le tressaillement paraissait. Ce tressaillement était plus fort le matin que le soir. Il l'était aussi quand le malade avait pris du café ou du thé, ou après de violentes émotions. Le mal résista à tous les médicaments.

OBSERVATION CII.

D'Albers(1). Il a observé trois cas analogues chez des hommes. Chez deux, on ne remarquait aucun autre symptôme morbide ; le troisième présentait, en outre, un mouvement traînant et fauchant des pieds. On employa inutilement toute sorte de médicaments à l'intérieur et à l'extérieur, l'électricité, les vésicatoires, les frictions de tartre stibié, la noix vomique à fortes doses, les moxas, etc.

D. QUATRIÈME ESPÈCE.

L. — Tics des muscles des extrémités inférieures.

OBSERVATION CIII.

De Winiker (2). Un homme robuste, de 30 ans, était affecté d'un tic des extrémités inférieures, dont de violents et fréquents chagrins pouvaient être la cause. Les paroxysmes revenaient de quatre à six fois en vingt-quatre heures ; quelquefois, cependant, ils étaient plus rares. Le plus souvent ils

(1) Ibid., n° 9.
(2) Horns Archiv. 1812, vol. I, p. 180.

duraient une demi-heure. Les tressaillements ne se manifestaient que dans les pieds; mais ils avaient une violence telle
que je n'en avais jamais vu de pareils. Le paroxysme s'annonçait par un tiraillement dans les mollets et les jambes. Tout-
à-coup, les jambes étaient retirées vers le bas-ventre. les
mollets, vers les jambes; puis ils s'étendaient de nouveau avec
une violence incroyable. A l'approche de l'accès, le malade
devait se coucher, et il se mettait à frapper des pieds contre le
bois du lit, avec une violence capable de l'enfoncer, s'il n'avait
pas été aussi solide. La respiration était alors rapide, le malade gémissait. S'il parvenait à se mettre en transpiration,
les tressaillements devenaient graduellement plus faibles et
ils finissaient par s'apaiser. Dans l'accès, la connaissance était
entière. Ce malade recouvra en quelques semaines une excellente santé, par l'emploi de valériane, spirit. sulphur.
æther., cortex peruv. et des extraits amers.

OBSERVATION CIV.

De Winiker (1). Un jeune homme de 22 ans, bien portant
du reste, qui avait peut être affaibli son robuste tempérament par un mariage précoce, fut pris tout-à-coup, à la
suite de violents chagrins, de tressaillements dans les pieds,
comme dans le cas précédent, mais à un moindre degré.
Lorsque le paroxysme se déclarait, s'il était couché, il frappait avec violence contre le bois de lit; s'il était assis sur une
chaise, il trépignait; s'il était debout, il bondissait toujours.
Un chagrin un peu vif était constamment suivi d'un accès;
mais aussi cette cause seule provoquait une attaque.

(1) Ibid.

S'éloigner de sa femme, éviter toute contrariété, faire usage de fortifiants, tels furent les moyens qui enlevèrent les accidents spasmodiques et lui rendirent bientôt la santé.

OBSERVATION CV.

De Julia de Cazères (1). Le 5 du mois d'avril 1844, le nommé Pessar (Jean-Baptiste), fusilier au 10ᵉ régiment de ligne, éprouva presque tout-à-coup et sans cause connue de lui une douleur assez vive à la région temporo-maxillaire gauche ; au bout de quelques jours, elle prit un caractère intermittent, gagna l'œil et les paupières du même côté. Porteur d'un billet d'hôpital intitulé : névralgie faciale, il fut placé, le 11 du même mois, dans ma division.

Je le trouvai couché et dans un état parfait de calme et de bien-être ; les traits étaient naturels, les battements de l'artère brachial régulier ; la langue normale ; mais le malade commençait à accuser un sentiment de pesanteur dans tout le côté gauche de la face. C'était pour lui l'indice le plus sûr du retour des spasmes douloureux qui caractérisaient l'accès : C'est l'heure à laquelle, je l'ai eu hier, avant-hier et les jours précédents, me dit-il ; et, circonstance curieuse, il ne se trompa pas dans sa prévision, il vint en effet, et sa durée totale fut, comme la veille et l'avant-veille, d'une heure quarante minutes. Témoin oculaire de tous les phénomènes qui le caractérisaient, je constatai un rapetissement notable et progressif de toute la moitié gauche du visage où les muscles finirent par des contractures, le globe de l'œil resta en partie caché sous les replis des paupières pendant toute la

(1) Gazette médicale, t. xiii, p. 538. 2ᵉ série. 1845.

durée des douleurs qui acquirent un haut degré d'intensité; il n'y eut ni rougeur, ni chaleur, ni tension, ni gonflement de la partie, et après la détente qui ne commença qu'après soixante-cinq minutes, le malade secoua la tête en sens inverse, les muscles de la joue se relâchèrent, et, sauf un peu d'abattement et de fatigue générale, tout était rentré dans l'ordre physiologique à quatre heures, une heure et demie, par conséquent, après l'apparition des premiers symptômes.

Je prescrivis le sulfate de quinine associé à 5 centigrammes de l'extrait gommeux d'opium, à la dose d'un gramme, dans une potion gommée, avec la recommandation expresse de la faire prendre au malade par cuiller à bouche, dans le courant de la matinée; j'ajoutai des frictions sur la région affectée avec une pommade dont l'acétate de morphine fait la base, de l'infusion de fleur de tilleul pour boisson, et j'attendis le retour de l'heure de l'accès.

Il n'eut pas lieu; mais, chose remarquable et peut-être unique dans l'espèce sous le rapport étiologique surtout, à partir d'une heure de l'après-midi, les muscles des deux mollets et eux seuls se contractèrent irrégulièrement et d'une manière continue; les mouvements en étaient désordonnés et vermiculaires, ils étaient égaux dans les deux membres, n'étaient pas sous l'empire de la volonté, et lorsque je fis marcher le malade, la progression avait quelque chose de sautillant et de saccadé qui faisait rebondir tout le corps et qui affligeait l'œil d'une manière pénible.

Toutefois les membres ne se pliaient pas sur eux-mêmes, ils ne décrivaient pas de courbe sensible, lorsque Pessar marchait, et il avançait alors avec assurance et sans courir, ce qui est l'inverse de ce qu'on observe dans des cas analogues ; mais ils étaient sous la puissance de mouvements dont le désordre et la continuité n'étaient interrompus par aucune position, par aucun lien, et, circonstance curieuse, le malade ne paraissait nullement fatigué de cette perpétuité de contractions.

Ces mouvements étaient, du reste, limités aux muscles des deux jambes ; les autres régions du corps étaient dans le calme le plus complet, et l'intelligence parfaitement intacte. Après quelques jours d'observation, je constatai un léger affaiblissement de la mémoire. Le sommeil n'en fut au reste ni avancé, ni reculé, et il n'interrompait en aucune manière la marche de la maladie, seulement, les mouvements semblèrent se concentrer dans un plus petit espace ; ils devinrent plus précipités et plus animés ; on eût dit un amas d'infiniment petits vers, une verminière dont l'œil ne pouvait analyser les mouvements multipliés et désordonnés.

L'invasion de la variété de chorée partielle, dont je viens d'esquiser rapidement la symptomatologie, fut subite, sans prodrômes. A l'exception d'une diarrhée assez opiniâtre et de la rougeole qu'il eut à l'âge de 14 ans, il avait toujours joui d'une bonne santé, et c'est la première fois qu'il se voyait « affligé », c'était son expression, de l'agitation désordonnée des muscles et des deux jambes.

Il était âgé de 22 ans, soldat depuis dix-sept mois, d'un tempérament mixte, et d'une constitution plus forte et sèche que faible et pauvre. Il exerçait, avant son entrée au service, la profession de laboureur, et sa famille n'avait jamais eu, à sa connaissance du moins, de maladie nerveuse ou toute autre qui pourrait mettre sur la voie de l'origine de celle dont il était atteint. Il avait toujours mené une conduite régulière, n'avait jamais contracté de maladie vénérienne, ne s'était livré à la masturbation qu'à de très rares intervalles, et de l'ivrognerie il n'avait goûté les charmes, que deux petites fois.

Je prescrivis une saignée du bras de 250 grammes, de l'infusion de valériane, deux pilules de Mérat, et je fis appliquer un bandage roulé et légèrement compressif sur toute l'étendue des membres inférieurs; au bout de cinq jours, j'ajoutai à cette médication des frictions avec la pommade stibiée sur toute l'étendue du rachis; le dixième, je fis appliquer douze ventouses scarifiées sur les régions lombaire et sacrée. Je continuai, *ut suprà*, les pilules de Mérat, la valériane et les frictions stibiées ; mais ce fut en vain, car, malgré ces moyens thérapeutiques, l'état du malade resta le même. Je recourus alors à des pilules préparées, chacune, avec un dixième de grain de strychnine et un grain de conserve de roses. Les 2, 3, 4, 5, 6 et 7 mai, le malade en prit chaque jour deux, une le matin et une le soir, il faisait usage en même temps d'infusions de valériane et de feuilles d'oranger et j'insistai sur le bandage, ainsi que sur les frictions. Je continuai cette médication jusqu'au 14, époque à laquelle il y eut exacerbation de la maladie, et j'abandonnai l'usage de la strychnine qui n'avait produit aucun effet appréciable pendant les quatorze jours qui suivirent son emploi. C'eût été peut-être le cas de recourir à l'électricité, j'y songeai plusieurs fois, mais je n'avais pas de machine électrique à ma disposition. A dater de ce jour, j'employai alternativement, et avec aussi peu de succès, les purgatifs huileux et salins et les préparations ferrugineuses ; j'ajouterai que les émissions sanguines locales, auxquelles je revins, n'amenèrent aucune amélioration dans l'état de mon choréique ; qu'il en fut de même des vésicatoires promenés le long de l'épine dorsale ; que la pommade stibiée, préconisée, n'eut pas un meilleur résultat ; qu'il en fût de même des immersions du corps dans l'eau à la température ambiante, ainsi que des bains sulfu- reux qui me parurent augmenter notablement l'intensité des mouvements choréiques. La maladie resta donc stationnaire et fut réfractaire à toutes les médications.

Le 12 juillet, trois mois après l'invasion des premiers symptômes, l'agitation désordonnée, vermiculaire des mus- cles soléaires, était conséquemment encore dans toute sa force. Pessar, que le régime sévère auquel il avait été sou- mis avait notablement amaigri, était devenu triste, inquiet et irascible ; les jambes s'étaient sensiblement amaigries et avaient perdu leur consistance : il y avait dépérissement gé- néral, coïncidant, cette fois, avec une altération manifeste de l'intelligence.

Déclaré, par certificat, hors d'état de faire jamais un ser- vice actif dans l'armée, il fut réformé à l'inspection géné- rale le 14 juillet 1844, et il quitta l'établissement à la fin du même mois pour se rendre dans sa famille.

### LI.—Siége des tics.

On se rappelle que, voulant localiser les différentes espè- ces de musculations irrésistibles, nous avons eu recours à toutes les données qu'a pu nous fournir la physiologie mo- derne. Nous avons eu le regret de montrer combien les opinions des auteurs se contredisent, lorsqu'ils essaient d'assigner un siége définitif à un certain nombre de ces mus- culations. On a pu s'apercevoir, à notre silence, que pour beaucoup d'aut   de ces affections, nous n'avions pas à présenter au lecteur même une opinion erronée, parce que jusqu'à présent aucune recherche physiologique n'a été entreprise dans cette direction. Il n'en est plus de même quant à la localisation des tics. Ici nous avons la satisfaction de rendre hommage aux magnifiques découvertes de Charles Bell, dont le nom figurera désormais parmi les plus illustres de la phalange médicale. La distinction entre les nerfs moteurs antérieurs et les nerfs sensitifs postérieurs, nous donne la certitude que le siége des tics est dans la partie antérieure céphalo-rachidienne.

Les mouvements volontaires ont leur siége dans *trente-huit* paires nerveuses, dont trente-et-une paires *rachidiennes* prennent leur origine dans le sillon collatéral antérieur de la moëlle.

Sept paires *craniennes* partagent avec les précédentes la puissance motrice.

Les moteurs rachidiens se subdivisent en huit paires cervicales, douze dorsales, cinq lombaires et six sacrées.

Les moteurs cervicaux s'anastomosent tous entre eux, et donnent naissance à deux plexus, l'un supérieur cervical, formé par les branches antérieures des quatre premières paires cervicales; l'autre inférieur brachial, formé par les branches des quatre dernières et du nerf cervical, communiquant entre eux par un filet de la quatrième, qui s'anastomose avec la cinquième, et par le phrénique.

Le plexus cervical domine le muscle grand droit antérieur de la tête, le sterno-mastoïdien, le trapèze, le diaphragme, l'angulaire, le rhomboïde. En s'unissant à la branche dépendant de l'hypoglosse, il anime le sterno-hyoïdien, le sterno-tyroïdien et l'omoplathyoïdien.

Le plexus brachial se divise en branche collatérale et en branche terminale. Ses branches sus-claviculaires fournissent les scalènes antérieures et postérieures, le sus et le sous-épineux, le grand dentelé, le sous-clavier, le sous-scapulaire; quelquefois elles fournissent des canaux au trapèze, à l'angulaire et au rhomboïde.

Au niveau de la clavicule, le plexus brachial anime par ses branches le grand et le petit pectoral.

Au-dessous de la clavicule, il meut le sous-scapulaire, le grand rond, le petit rond, le grand dorsal, le deltoïde et le petit rond.

Les branches terminales fournissent le musculo-cutané, qui se distribue dans les parties antérieures du bras, le biceps, le coracobrachial et le brachial antérieur.

Le médian donne des rameaux au grand et au petit palmaire, au fléchisseur superficiel commun des doigts, au long fléchisseur propre du pouce, aux deux faisceaux externes du fléchisseur profond des doigts, au rond et au carré pronateur, aux trois lombricaux externes, à l'abducteur du pouce, ainsi qu'à son opposant et à son petit fléchisseur.

Le cubital en fournit au cubital antérieur et aux deux faisceaux internes du fléchisseur profond, à l'adducteur, au court fléchisseur et à l'opposant du petit doigt, aux interosseux, aux deux lombricaux internes, et à l'adducteur du pouce.

Le radial en donne au triceps brachial, à l'anconé, aux deux muscles radicaux externes et au cubital postérieur, à l'extenseur commun des doigts et du petitdoigt, à l'extenseur propre de l'index, aux deux extenseurs du pouce, au

long abducteur du pouce, et enfin au grand et au petit su-
pinateur.

Les douze paires dorsales dominent les muscles intercos-
taux et le triangulaire du sternum, les muscles des gouttières
vertébrales dorsales, le grand droit, le grand et le petit oblique, le transverse abdominal et le pyramidal.

Les cinq lombaires meuvent la masse commune du muscle
sacro-lombaire, le grand droit, le petit oblique et le transverse abdominal, le psoas et l'iliaque, le triceps et le droit
antérieur de la cuisse, le pectiné et les trois adducteurs, le
couturier et le droit interne, l'obturateur externe.

Les six sacrées animent le muscle obturateur interne, les
jumeaux, le pyramidal, le carré crural, les trois fessiers,
le tenseur de la fascia et la partie inférieure de la masse
commune sacro-lombaire, le biceps, le demi-tendineux, le
grand adducteur et le demi-membraneux ; enfin tous les muscles de la jambe et du pied, avec le secours du nerf lombo-
sacré.

Les sept paires craniennes motrices naissent également du
faisceau antéro-latéral du prolongement cranien ; en voici
les noms :

Le nerf moteur oculaire commun, qui s'anastomose avec
la branche ophthalmique et le grand sympathique, et qui
anime le droit supérieur, le droit interne, le droit inférieur,
le petit oblique, l'élévateur de la paupière supérieure ;

Le pathétique, qui meut le muscle grand oblique ;

La racine grêle motrice du trijumeau, qui fournit des ra-
muscules au muscle temporal, au ptérygoïdien, au mylo-
hyoïdien et au péristaphilin externe ;

Le moteur oculaire externe, qui anime le muscle droit externe ;

Le facial, qui fournit des branches au muscle occipital, à l'auriculaire postérieur et au supérieur, au stylohyoïdien, au ventre postérieur du digastrique, au peaucier, au triangulaire, au carré, à la houppe du menton, à la partie inférieure du buccinateur, et à la partie inférieure de l'orbiculaire labial. Il anime également l'auriculaire antérieur, le frontal, le sourcilier, l'orbiculaire palpébral, le grand et le petit zygomatique, le canin, le myrtiforme, l'élévateur propre du nez et de la lèvre supérieure, le transversal du nez, le pyramidal, la partie supérieure de l'orbiculaire labial, et la partie supérieure du buccinateur.

Le nerf accessoire de Willis ou spinal, qui anime les mouvements du larynx, de la trachée, des bronches, du pharynx, de la partie supérieure de l'œsophage, et qui exerce de l'influence sur l'estomac et le cœur, le sterno-mastoïdien et le trapèze.

Le grand hypoglosse, qui anime le génioglosse, l'omoplat-hyoïdien, le sterno-hyoïdien, le sterno-thyroïdien, le mylo-hyoïdien, l'hyoglosse et la langue.

Ce résumé rend très facile la localisation des tics qui affectent les différentes régions du corps. Rien de plus aisé que de broder sur ces données ; mais fidèle à notre devise *peu de phrases*, nous laissons ce travail à nos successeurs.

Toutefois, avant d'abandonner ce sujet, nous appellerons l'attention sur l'analogie générique qui existe entre les organes de la respiration et de la phonation, et ceux du mouvement volontaire, analogie qui répand quelques lumières sur l'association si fréquente des mouvements involontaires du corps avec les mouvements involontaires de ces organes.

Chez les animaux des classes inférieures, les organes de la respiration sont aussi ceux du mouvement. Chez la plupart des gastéropodes, les lames bronchiales servent de nageoires, et servent aux mouvements volontaires de l'animal dans l'eau. Chez les branchiopodes et les squilles, le cas est le même. Les ailes des insectes sont à la fois les organes de la respiration et du mouvement. Chez les animaux des classes supérieures, on ne peut méconnaître la métamorphose des côtes en organes du mouvement; chez les poissons, par exemple, il est aisé de prouver la transition de l'arc bronchial aux nageoires. Chez les amphibies privés de pieds, comme les serpents, les côtes servent encore d'organes moteurs. Beaucoup de naturalistes regardent les membres des mammifères comme un développement des côtes.

Le développement des organes du mouvement se fait parallèlement à celui des organes de la respiration. Chez les poissons paraissent d'abord les nageoires pectorales, les nageoires bronchiales; chez les amphibies, les pattes de devant se montrent les premières aux deux côtés de la poitrine; chez les mammifères, y compris l'homme, les membres thoraciques se montrent d'abord, et ils acquièrent leur perfection plutôt que les membres abdominaux.

Chez l'homme, la perfection de la respiration marche à pas égaux avec les mouvements volontaires; plus elle est parfaite, ainsi que l'hématose, plus les mouvements sont énergiques. Les états morbides, accompagnés d'une respiration imparfaite et d'une hématose vicieuse, ont pour compagne constante une sensation de faiblesse musculaire, comme on peut le remarquer dans la phthysie, la chlorose, etc.

La faculté de produire des sons est également en relation avec le développement des organes du mouvement. Chez les animaux inférieurs, les organes moteurs servent seuls à la production des sons, et ce n'est que chez les animaux qui offrent un développement plus parfait des organes du mouvement et de la respiration, qu'on trouve les organes de la voix. Les oiseaux qui, de tous les animaux, possèdent sans contredit le système moteur le plus parfait, se distinguent aussi entre tous par la faculté de former les sons les plus variés.

FIN.

Imprimerie de COSSON, rue du Four-Saint-Germain, 47.

www.ingramcontent.com/pod-product-compliance
Ingram Content Group UK Ltd.
Pitfield, Milton Keynes, MK11 3LW, UK
UKHW020822120726
13693UKWH00002B/414